DE
LA GOUTTE

DES

RHUMATISMES ET DES SCROFULES

DE LEUR TRAITEMENT ET DE LEUR GUÉRISON

PAR

LE DOCTEUR DE NEIRAC.

PARIS

AMYOT, LIBRAIRE-ÉDITEUR,

8, RUE DE LA PAIX.

—

1860

DE LA GOUTTE

DES

RHUMATISMES ET DES SCROFULES.

PARIS

IMPRIMERIE DE L. TINTERLIN ET Cᵉ
rue Neuve-des-Bons-Enfants, 3.

DE
LA GOUTTE

DES

RHUMATISMES ET DES SCROFULES

DE LEUR TRAITEMENT ET DE LEUR GUÉRISON

PAR

LE DOCTEUR DE NEIRAC.

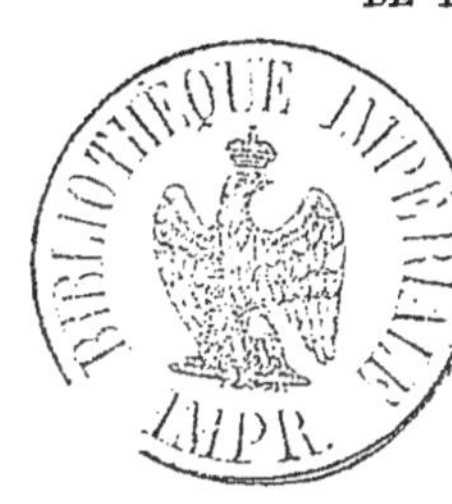

———

PARIS

AMYOT, LIBRAIRE-ÉDITEUR,

8, RUE DE LA PAIX.

1860

AVANT-PROPOS.

Une étude sérieuse, approfondie, des éléments constitutifs des corps, nous a permis de pénétrer au milieu des
ténèbres des affections humaines et d'assigner aux diverses maladies qui nous assiégent, une cause autre que
celle acceptée jusqu'à ce jour, cause simple, rationnelle, logique.

Cette cause connue, la médication, la guérison deviennent faciles et certaines.

Nous n'établirons, dans l'exposé que nous allons faire
d'un traitement curatif de la goutte, des rhumatismes
et des scrofules, aucune discussion tendant à prouver la
vérité de notre système médical appliqué à ces maladies,
nous raisonnerons en le tenant pour vrai, et nous décla-
rons nous mettre à la disposition de toute personne qui
voudra en entendre le développement.

A. DE NEIRAC,

Docteur-Médecin, 9, rue Geoffroy-Marie.

DE

LA GOUTTE

DE SON TRAITEMENT ET DE SA GUÉRISON.

------ ⚬ ------

CAUSE GÉNÉRALE DES MALADIES.

Hippocrate disait :

« Nous sommes malades par excès, par défaut, ou par
« inégalité des éléments. »

Heurnius, dans ses Commentaires sur les œuvres
d'Hippocrate, a écrit à ce sujet :
(Nous traduisons littéralement, en conservant,
autant que possible, les mots latins.)

« Ajoutez les graves mutations de l'air, car les mu-
« tations insignes qui arrivent dans les temps eux-
« mêmes et les défectuosités (defectiones) des temps,
« engendrent surtout les maladies. »

Nous disons, nous :
Nous sommes malades par excès, par défaut ou

*par inégalité de dégagement de chaleur du corps,
car nous ne sommes jamais plus malades que quand
cesse complétement ce dégagement de chaleur, puisque nous sommes morts.*

Hippocrate avait raison, et il avait eu la pré-
science de la chimie en proclamant que nos éléments constitutifs étaient les mêmes que ceux de
tous les corps de la nature, et en déclarant que
nous étions malades alors que ces éléments constitutifs se trouvaient, en nous, soit en proportions
inégales, soit en excès, soit en défaut.

Heurnius, de son côté, avait aussi raison en
complétant la pensée d'Hippocrate, en ajoutant
que les changements d'air et de temps engendraient
les maladies.

En effet, étroitement liée au sort des éléments,
notre vie obéit à leurs mouvements, et comment
en douter :

Le froid assoupit notre corps, la chaleur l'anime;
l'absence du soleil plonge dans le sommeil les animaux et les plantes ; les lieux humides abattent
les forces ; des boissons, des aliments divers trou-
blent l'intelligence ou l'enivrent.

Si donc, notre vie est subordonnée à un ordre
de convenance avec la nature des airs, climats,
aliments ou autres qualités ou propriétés de ce
monde, nous devons participer des lois et de la
composition correspondantes à la nature.

Notre mort ne sera que la rupture complète de
ces rapports avec les forces générales du monde.

L'homme ne subsiste donc que par le concours indispensable des éléments du globe, car il lui faut de la chaleur, de l'air, de l'humidité ou de l'eau et de la lumière : or, il possède la chaleur, il respire l'air, l'humidité le pénètre, la lumière l'éclaire.

Les éléments constitutifs de l'homme sont donc les éléments du monde : les lois qui régissent l'homme sont donc les lois qui régissent le monde.

Ainsi, l'homme ne sera pas, quant à sa composition, distinct des autres corps organiques et inorganiques de la nature.

Une, la nature ne pouvait avoir deux lois de composition ; aussi, la chimie, qui a soumis à l'incandescence mathématique de son creuset tous les corps de la nature, a-t-elle reconnu que tous, sauf soixante et un, qu'elle regarde jusqu'à présent comme corps simples, sont soumis à l'action impérieuse et inévitable de quatre grands agents dont ils sont composés et qui composent la nature, et que ces agents, *le carbone* et *l'hydrogène*, *le calorique* et *l'oxygène*, sont les causes de toutes les combinaisons dans les corps, de tous les phénomènes qui, jusqu'à ce jour, ont paru inexplicables.

Quelques mots sur ces agents :

Le *carbone* est le principe combustible qui existe dans le charbon.

Nous devons à Lavoisier la découverte de l'hydrogène, qu'il a fait sortir de la décomposition de l'eau. Il a trouvé qu'il était une combinaison dans le rapport de 88, 90 à 11, 10 parties d'oxygène et d'un fluide particulier qui a été appelé HYDROGÈNE ou générateur d'eau.

L'*oxygène* ou générateur d'acides, est un corps simple, principe de la saveur acide, vive et piquante que l'on rencontre dans toutes les substances qu'il domine. De tous les agents qu'emploie la nature, l'oxygène est le plus ardent, le plus prompt : c'est le GRAND EXCITATEUR ; car, sans lui, pas de chaleur, de combinaison ni de décomposition. Partie pure et respirable de l'air, condition indispensable de la combustion, il est un des plus violents excitants de la force vitale, du mouvement musculaire, de la germination.

Le mot FEU comprend les phénomènes caractérisés par la chaleur, les dilatations, les flammes, la lumière ; ces phénomènes ne sont que des effets.

La cause qui les détermine est le CALORIQUE.

Le calorique est donc, aussi, un fluide, principe de la chaleur.

Il se manifeste sous deux formes : sous la forme libre et sous la forme fixe :

Sous la première, la forme libre, il s'interpose dans tous les corps, remplit leurs concavités et interstices, se répand universellement dans le globe et l'atmosphère ; il devient, alors, cause de la dilatation des solides, de la fusion, de la volatilisation, de la gazéification, etc., et donne la sensation de chaleur.

Sous la forme fixe, contrairement au calorique
libre, il resserre, contracte et solidifie les corps et
produit le froid ; nous le retrouverons dans les
nodosités et ankyloses produites par la goutte.

Ces agents connus, disons, avec la chimie qui
a analysé les substances des trois règnes de la
nature, sauf, bien entendu , les corps regardés,
jusqu'à ce moment, comme simples, qu'il n'y a
pas une seule de ces substances où elle n'ait
rencontré de l'hydrogène et du carbone , ou au
moins l'un de ces deux fluides, et pas une où ces
deux fluides ne fussent unis à du calorique ou à
de l'oxygène.

L'hydrogène et le carbone, diversement sus-
ceptibles de se combiner avec le calorique et
l'oxygène, ne sont jamais, tout à la fois, séparés
l'un de l'autre.

De là, Lavoisier a tiré cette conséquence :

Que l'hydrogène et le carbone doivent être
considérés comme des *Bases* qui reçoivent, alternativement, du calorique et de l'oxygène, et qui
servent de radical à l'un et à l'autre qu'il a nom-
més *Principes*.

Il résulte de ces combinaisons intermittentes
du calorique et de l'oxygène avec les *bases* (le
carbone et l'hydrogène), qu'il faut, inévitable-
ment, qu'elles soient unies , soit à de l'oxygène,
soit à du calorique.

L'hydrogène et le carbone se trouvent donc,
invariablement, dans les corps comme parties in-

tégrantes, et toutes les combinaisons, modifications de ces corps, ne sont dues qu'à un changement de mouvement dans les *bases* (*carbone et hydrogène*) entre les *principes*, c'est-à-dire l'*oxygène et le calorique.*

Nous reviendrons sur ce changement de mouvement, et expliquerons comment il se produit.

Ces agents doivent donc, nécessairement, exister chez l'homme ; comme tous les autres corps de la nature, il contiendra du carbone, de l'hydrogène, de l'oxygène et du calorique, et c'est dans la partie la plus essentielle du corps humain que nous rencontrerons ces agents primitifs et constitutifs.

La décomposition du sang nous fournit, en effet, la somme de ces éléments et le rapport dans lequel ils se trouvent :

L'analyse donne :

	SANG VEINEUX.	SANG ARTÉRIEL.
Carbone	55,7	50,2
Azote	16,2	16,1
Hydrogène	6,4	6,2
Oxygène	21,7	26,6
	100,0	99,1

Ainsi, *carbone et hydrogène*, voilà bien les *bases* constitutives de tous les corps.

L'*oxygène* est apparu dans la couleur rouge du sang ; peut-on douter de la présence du *calorique ?*

Ne la manifeste-t-il pas ostensiblement par la chaleur bienfaisante qu'il répand dans tous nos membres ?

Le calorique et l'oxygène sont donc, à leur tour, chez l'homme, et, de par la loi commune, les conjoints obligés du carbone et de l'hydrogène.

Le calorique comme l'oxygène est donc partie intégrante de la constitution humaine. Toujours il se trouve en présence de l'oxygène, antagoniste puissant qu'il chasse et par lequel il est chassé. Il existe, entre eux, une lutte perpétuelle : tous deux combattent pour la liberté, et de cette guerre incessante naissent des révolutions qui, le plus souvent, tournent au détriment des êtres intéressés à leur état de liberté ou d'esclavage.

Le servage continuel du calorique et de l'oxygène arrêterait l'escompte nécessaire de la vie humaine; ce n'est qu'à un changement de gouvernement sans cesse renouvelé dans les bases, soumises tantôt au règne du calorique, tantôt à la domination de l'oxygène, que sont dues les transitions différentes par lesquelles passe le corps humain.

Expliquons comment s'opère ce changement de l'oxygène et du calorique dans les bases ; nous aurons, par là, démontré la loi de la vie et du mouvement.

Les éléments constitutifs établis, il fallait une force qui les fît mouvoir, les mît en action.

Cette force ne pouvait être multiple ; elle devait,

comme la nature elle-même, se distinguer par son unité.

Nous avons démontré que la composition , la constitution des corps était une ; la force destinée à donner le mouvement, la vie à ces corps, devait être une.

Aussi cette loi unique existe-t-elle : c'est la loi de l'attraction.

L'attraction, que nous devons à *Newton*, est la propriété qu'ont les corps de s'attirer mutuellement entre eux ; elle s'exerce en raison directe de la masse des corps et inverse du carré des distances.

Expliquons ce premier terme dont nous avons seulement besoin. Il signifie que plus un corps est massif, plus puissamment il en attire un autre ; que moins il est massif, moins puissamment il attire; que si deux corps sont égaux, ils s'attirent également; inégaux, inégalement.

La force d'attraction régit tous les mouvements des fluides élastiques dans l'homme et en dehors de l'homme.

Mettons donc cette loi en vigueur, et, par elle, organisons la vie, le mouvement.

Tous les corps, nous l'avons dit, ont pour bases le carbone et l'hydrogène, et ces deux fluides sont toujours alliés, soit à de l'oxygène, soit à du calorique. Prenons donc un corps dont les bases soient en possession du calorique , le bois ou le charbon de terre, dans lesquels, assurément, on

ne nous contestera pas que se trouvent les bases
des corps, le carbone et l'hydrogène.

Le bois est, comme le charbon, un corps à bases douées de calorique fixe, car lorsque tous
deux sont à leur état naturel, ils donnent, au tou-
cher, la sensation de froid, et nous avons annoncé
que le calorique à l'état de fixité produisait le
froid.

Si, de ce bois ou de ce charbon, vous approchez
un tison ardent, vous aurez, par lui, du calorique libre.

Le calorique libre, nous le savons, s'introduit
dans les interstices et concavités des corps, il les
sépare et divise ; il s'interpose, dilate le calorique
fixé dans les bases combustibles du bois ou charbon dont il le force à sortir, abandonnant, alors,
dans sa fuite, la chaleur qui est son effet.

Mais, nous dit la chimie, les bases des corps, le
carbone et l'hydrogène, sont toujours alliées soit
à de l'oxygène, soit à du calorique ; nous venons
de donner la liberté au calorique fixé dans les bases du bois et du charbon, il faut donc, pour que
la loi naturelle soit exécutée, que l'oxygène vienne,
dans les bases, prendre la place du calorique qui
en est sorti ; aussi le retrouve-t-on dans les cen-
dres, dans l'acide carbonique, dans l'oxyde de
carbone, produits de la combustion des foyers.

Il n'est, du reste, pas douteux que, dans ce cas,
l'oxygène se soit présenté pour expulser le calorique fixé dans les bases du bois ou charbon ; car,

en approchant de ces combustibles un tison ardent, nous les avons enflammés, et on sait que le feu ne peut brûler sans air ; or, personne n'ignore que l'oxygène est un des principes constitutifs et essentiels de l'air.

Comment se fait-il que l'oxygène soit ainsi venu remplacer le calorique ? C'est tout simplement en vertu de la loi de l'attraction.

L'oxygène se trouvant, dans la nature, en masse plus considérable que le calorique fixé dans les bases du bois et du charbon, a attiré davantage ces bases qui, elles-mêmes, l'attiraient avec plus de force ; et il s'en est suivi que le calorique étant moins massif, a dû, en vertu de la loi de l'attraction, s'émanciper pour laisser la place à l'oxygène.

Mais, bientôt, le calorique se reforme dans l'atmosphère en masse plus considérable que l'oxygène ; il offre alors, aux bases des corps, la directe des masses sur le calorique qu'il chasse à son tour de ces bases, en les attirant davantage que l'oxygène, et en étant plus attiré par elles.

C'est ainsi que s'expliquent les diverses saisons de l'année.

Il se fait donc, dans les bases des corps, une oscillation perpétuelle entre le calorique et l'oxygène, et de cette oscillation résultent le mouvement et la vie ; quand elle cesse, cessent le mouvement et la vie.

De cette oscillation naissent le chaud et le froid ; ainsi, lorsque le calorique s'émancipe des bases des corps pour céder la place à l'oxygène, la chaleur se répand.

Lorsque l'oxygène quitte les bases des corps pour être remplacé par le calorique, le froid se produit.

Formé des éléments primitifs des corps, l'homme devra supporter l'effet des révolutions diverses auxquelles ces corps sont eux-mêmes invariablement soumis ; son enveloppe sera le laboratoire dans lequel se feront toutes leurs combinaisons, toutes leurs volatilisations ; son atmosphère s'échauffera au feu de leurs dilatations, se refroidira aux émanations glaciales de leurs frigescences, et, par suite, son état matériel, puis son état intellectuel, subiront des transformations proportionnelles à ces révolutions intestines.

La domination inconstante et irrégulière du calorique et de l'oxygène dans les bases du corps sera donc la cause générale des maladies chez l'homme, tandis que si ces deux éléments principes se meuvent dans une course uniforme, ils donneront et perpétueront la vie.

Ainsi, et surtout en vue du sujet que nous traitons, nous dirons :

Que les combinaisons du corps humain ont, avec les combinaisons habituelles des corps, même inorganiques, des causes et des effets identiques; qu'ainsi, l'homme n'est, comme toute la nature, qu'un système en combustion, foyer subtil qui peut être activé ou ralenti selon le besoin, selon les indications.

Il nous suffira, pour prouver cette proposition, de démontrer que la respiration n'est qu'une combustion.

Nous avons, tout à l'heure, indiqué la production du chaud et du froid.

Le premier se produit lorsque le calorique s'échappe des bases des corps et que l'oxygène se fixe à sa place.

Le second, lorsque le calorique se fixe dans les bases et que l'oxygène devient libre.

La combustion générale consiste donc en fixation d'oxygène et en émancipation de calorique.

Comment procède l'ignition?

En facilitant au tison incendiaire du calorique libre son interposition dans le calorique fixé dans les bases combustibles qu'il dilate, divise, désunit.

Quels sont, enfin, les effets principaux de la combustion ?

La chaleur, la dilatation.

Or, toutes ces circonstances, tous ces phénomènes se reproduisent dans l'acte de la respiration ; car nous avons pour foyer les poumons ; pour tison ardent, le calorique libre du corps qui, dilatant le calorique fixé dans les bases (le carbone et l'hydrogène, parties intégrantes du sang), le rend moins massif que l'oxygène, et il arrive que, plus attiré par les bases, les attirant davantage, l'oxygène se résume de l'atmosphère et se fixe en elles.

Les éléments du calorique libre, dégagés de leur

lien d'attraction, s'interposent à leur issue des bases, se répandent, et la chaleur et la dilatation, effets du calorique expansif, annoncent sa sortie dans toutes les parties du corps.

Cette proposition se démontre, en outre, physiquement et mathématiquement, par la comparaison des éléments qui composent le sang veineux et le sang artériel dans leur transition d'un état à l'autre :

Ainsi, le sang veineux, en se transformant en sang artériel, perd 5, 5 de carbone; 0, 1 d'azote; 0, 2 d'hydrogène; l'oxygène, au contraire, augmente dans la proportion de 4, 9.

Enfin, le sang artériel marque 1 à 2 degrés de plus de chaleur que le sang veineux, effet constant de l'expansion du calorique.

Si nous poussons plus loin nos investigations, nous aurons une confirmation nouvelle de notre règle que nous fournira la nature de différents individus du règne animal.

Les oiseaux, par exemple, qui ont, proportionnellement, de vastes poumons et qui respirent fréquemment, développent beaucoup de chaleur animale; les reptiles et les serpents, au contraire, dont les poumons celluleux aspirent lentement; les poissons, dont les ouïes n'absorbent que la petite portion d'air en dissolution dans les eaux, ne dégagent qu'une très-faible quantité de chaleur.

Le sang lui-même, par son changement de

couleur, vient à l'appui de notre opinion : décarbonisé, déshydrogéné par l'envahissement de l'oxygène, il passe de la couleur noire à la couleur rouge. Tiré de la veine et exposé à l'air, surtout à l'oxygène, il rougit; tandis qu'il reste noir, si on le soustrait à ce contact, ou si on l'agite dans des gaz non respirables.

Le sang artériel ou oxygéné, dit Bichat, est l'excitant unique et nécessaire du cerveau, puisque le sang noir le plonge dans la torpeur et le sommeil.

Enfin, et comme dernier fait, si vous donnez à respirer de l'hydrogène ou de l'acide carbonique, le sang restera noir, perdra sa vitalité, et, loin de perpétuer la vie, occasionnera la mort, qui n'est qu'une congélation, effet tout contraire de la combustion.

Plus que jamais, en présence de toutes ces preuves, nous pouvons affirmer que le principe vital de l'homme consiste dans la réunion des éléments primitifs des corps, et que ces éléments sont, chez lui, comme chez eux, soumis à des combinaisons chimiques.

La respiration n'étant qu'une combustion, ainsi que nous venons de le démontrer, il en résulte : que l'état de santé est en rapport direct des progrès de cette même combustion et que tout l'organisme est plus ou moins favorablement ou péniblement affecté, selon son degré plus ou moins grand d'activité.

Un des effets constants de cette combustion, lorsqu'elle s'effectue dans les conditions normales, est d'entretenir l'action nécessaire des sécrétions cutanées; leur cessation ou anéantissement indique une disproportion forcée dans l'emploi des agents utiles à la combustion ou fermentation du corps.

C'est, surtout, dans les différents tempéraments que se remarquent ces disproportions, ce défaut d'absorption des fluides principes (l'oxygène et le calorique), indispensables à l'harmonie qui doit résulter de leur union avec les bases (le carbone et l'hydrogène).

Nous allons définir ces tempéraments et leurs différences.

Le *sanguin* étant naturellement *oxygéné*, le calorique est, en lui, dans un état de liberté relative. Il devient malade lorsqu'il y a excès dans l'un et défaut dans l'autre.

Défaut d'oxygène, excès de calorique.

Défaut de calorique, excès d'oxygène.

Dans le premier cas, le dégagement de calorique n'aura plus lieu, comme dans l'état habituel; il augmentera en quantité et le tempérament se rapprochera de celui du bilieux.

Dans le deuxième cas, dégageant trop de calorique, en temps égal, il arrivera à un degré d'oxygénation qui constituera, en lui, l'état de faiblesse.

Le *bilieux* étant naturellement *carboné*, son état de maladie dépend de la quantité de calorique qu'il a engagé et de la quantité d'oxygène qu'il absorbe;

que l'un soit en excès et l'autre en défaut, ou que tous les deux soient en excès.

Dans le premier cas, le calorique fixé étant sollicité par l'oxygène en défaut, ne sera pas assez puissamment excité pour être mis en liberté ; mais, n'ayant plus qu'un engagement relatif, il produira une chaleur sourde qui consumera le malade intérieurement.

Dans le second cas, l'un et l'autre étant en excès, trop de calorique se dégagera à la fois ; il en naîtra un incendie dans tout le système ; le bilieux, de carboné qu'il était, deviendra, en quelque sorte, carbonisé.

Le *mélancolique* est, naturellement, *hydrogéné* et pourvu d'une quantité relative de calorique à l'état d'engagement.

La maladie, chez lui, dépend : soit de la quantité de calorique engagé, prêt à faire explosion dès qu'il en a les circonstances, lorsqu'il est en excès, soit de l'oxygène, également en excès, lorsque le calorique engagé est en défaut dans l'enveloppe qui le retient.

Dans le premier cas, l'oxygène n'excitant pas le calorique assez puissamment pour le dégager, se mêle à l'hydrogène et fournit la circonstance propre à l'enflammer dès qu'une impression du dehors sera assez forte pour mettre en mouvement le calorique engagé.

Dans le deuxième cas, si, le calorique étant en mouvement, l'hydrogène vient à se combiner avec l'oxygène absorbé, la formation de l'acide hydro-génique et un relâchement total dans l'individu en seront le résultat.

Le *flegmatique* étant naturellement *aqueux*, tout excès d'oxygène augmentera son état de li-quidité.

Les différences d'absorption des fluides élémentaires, en raison des différents tempéraments, réduisent, on le voit, le principe des maladies à une cause simple et unique, qui réside dans l'excès, le défaut ou l'inégalité des éléments.

Leur traitement participera de la même simplicité.

En effet, si diminuer la quantité d'oxygène est augmenter la quantité de calorique, et réciproquement, on aura deux moyens pour arriver à la guérison des maladies.

Augmenter ou diminuer l'action du ferment; augmenter le ferment pour diminuer la masse fermentescible ; augmenter la masse fermentescible pour atténuer le ferment.

On augmente l'action du ferment en lui fournissant l'oxygène qui s'y trouve en défaut.

On peut augmenter le ferment en présentant la force organisée prête à entrer en action dès qu'on lui en offre la circonstance.

C'est ainsi que les purgatifs opèrent.

Les amers s'emploient comme porteurs du calorique.

L'eau, comme fournissant l'oxygène.

L'eau chaude, l'un et l'autre, le calorique et l'oxygène.

Tous les autres moyens consistent à ajouter le principe sucré ou mucilagineux, à augmenter la fermentation spiritueuse ou acide.

Plus les moyens seront composés, moins on sera sûr des résultats.

On diminue l'action du ferment, en diminuant la quantité de calorique; en s'emparant d'une partie de l'oxygène; en faisant passer, momentanément, le premier à l'état d'engagement; en facilitant les dilatations; en excitant les volatilisations.

On diminue la masse fermentescible par les évacuations. Or, diminuer la masse fermentescible, est diminuer, en même temps, le ferment, car tout évacuant menant à un résultat liquide, celui-ci ne peut exister sans diminution d'oxygène, puisqu'il n'y a liquidité qu'où il y a oxygénation et présence de calorique.

———

On devra aussi considérer l'influence de l'air.

Le sanguin, naturellement oxygéné, respirant un air trop pur, dégagera trop de calorique ; un air hydrogéné n'en dégagera pas assez.

Si le gaz atmosphéreux (azote) s'y trouve combiné, il engagera une trop grande quantité de calorique.

L'air oxygéné convient au bilieux, car il le forcera à dégager une surabondance de calorique.

Si tout à coup il respirait un air saturé d'oxygène, il éprouverait une chaleur peut-être au-dessus de ses forces ; il faut, avant, avoir diminué, chez lui, la masse fermentescible.

Le mélancolique hydrogéneux par nature, absorbant un air trop oxygéné, trouvera, en lui, la circonstance propre à l'enflammer ; ou bien il passera à l'état flegmatique, selon que l'oxygène sera à l'état de mélange ou de combinaison.

L'air fortement oxygéné sera fortement nuisible au flegmatique, puisqu'il le forcera à dégager trop de calorique, dont il est faiblement pourvu ; favorisant l'oxygénation du gaz hydrogéneux, il augmentera son état aqueux et de relâchement.

L'air humide sera contraire à tous les tempéraments ; car il enlèvera l'oxygène au sanguin, augmentera la quantité de calorique du bilieux, rapprochera le tempérament mélancolique du flegmatique et augmentera l'état aqueux du dernier.

L'acte de la vie consistant dans le dégagement du calorique (dégagement qui ne peut s'effectuer sans combustion), deux circonstances sont nécessaires pour l'opérer : *mouvement dans le calorique et présence de l'oxygène.*

L'air devenant impur en s'hydrogénant ou se carbonéant, et nous fournissant, à l'aide de l'inspiration, les moyens de faire passer le calorique à un degré plus ou moins grand d'engagement, il faut, pour diminuer l'effet résultant, que notre activité balance le défaut d'oxygène, surtout en automne et en hiver, et nous faisons tout le contraire.

Après avoir déterminé l'état organique ou plutôt constitutif des individus rangés dans ces quatre tempéraments, nous croyons utile de déterminer leur état moral et d'affectibilité ; chacun pourra ainsi savoir à quel ordre de tempérament il appartient, et suivre le régime alimentaire et hygiénique approprié à sa nature.

———

Chez le *sanguin*, la force motrice s'organise d'oxygène en excès et de calorique en défaut; car point de dilatation, point de couleur rouge, point de fluidité sans oxygénation.

La force motrice ou vitale est toujours, en lui, à son maximum; il vit, en temps égal, plus que le bilieux, mais moins longtemps que lui.

Il se distingue par un teint et une physionomie animés; des yeux vifs et brillants; une peau fraîche et vermeille; des chairs ni trop fermes ni trop molles; des veines larges; un pouls actif, doux, uniforme; des mouvements vifs; une transpiration active; ses fonctions sont faciles; sa digestion lente, mais bonne. Il a le ventre libre, les urines peu abondantes.

Bon, franc, brave, courageux, son caractère est

empreint de vivacité, d'enjouement, de douceur, d'aménité.

Ses facultés intellectuelles ne sont pas moins belles ; son imagination brillante s'unit à une mémoire facile ; son esprit fécond a des idées heureuses ; son jugement prompt se traduit en expressions aisées ; mais, aussi, il aime ardemment le luxe, la table, les femmes, les plaisirs.

Ce tempérament est, généralement, une heureuse condition de santé ; cependant, il est plus exposé que d'autres à des affections hémorrhagiques, à des saignements de nez, et il a surtout à redouter la pléthore.

Le sanguin peut avoir des rhumatismes, mais la goutte, jamais.

Ses habitudes d'alimentation devront consister dans des modificateurs qui lui donnent le calorique dont il est dépourvu. Foyer ardent, il lui faudra du combustible ; il fera, conséquemment, usage d'aliments carbonés, azotés ; de mets assaisonnés ; d'épiceries, de végétaux médicamenteux, tels que ail, oignon, moutarde ; d'herbes potagères contenant un mucilage doux. Il se nourrira de viandes noires et faites ; trop fraîches, elles fourniraient un oxygène surabondant ; il humectera le tout par des vins généreux, des spiritueux.

Enfin, il fuira les plaisirs et les passions expansives vers lesquels l'entraîne sa nature.

TEMPÉRAMENT BILIEUX.

La constitution carbonique du *bilieux*, le soumet à l'influence du gaz azote et hydrogéneux qui, tendant à engager le calorique, le défendent de l'action excitatrice de l'oxygène.

La force motrice ou l'action vitale est composée, chez lui, de calorique en excès et d'oxygène en défaut.

Si le mouvement est communiqué au calorique, si l'oxygène l'excite, il émet promptement et énergiquement tout ce dont il était pourvu.

La roideur, la rigidité des solides, la sécheresse de la fibre, l'activité des mouvements organiques, la promptitude avec laquelle s'accomplissent les fonctions vitales, dénotent chez le bilieux un engagement exagéré de calorique. Par suite, son pouls est prompt, élastique, sec et roide ; il mange beaucoup, digère vite et facilement, mais est habituellement constipé. Son haleine est forte et brûlante ; sa lèvre sèche ; ses sécrétions sont empreintes d'âcreté. D'un médiocre embonpoint, d'une taille moyenne, il a la peau aride , d'un rouge foncé, brun, olivâtre, quelquefois noir. Ses yeux perçants sont noirs aussi, de même que le poil qui couvre sa peau et les cheveux, souvent crépus, qui ornent sa tête.

Sombre, mélancolique, ses nerfs irrités portent, dans son moral, une inquiétude inconnue au sanguin.

Cet état organique, qui commence à la puberté et arrive à son maximum à la virilité, est favorable aux travaux de l'intelligence et aux grandes affaires. On a remarqué que les hommes persévérants, éminents, profonds, aux idées larges et hardies, à l'imagination ardente, aux conceptions sublimes, étaient doués du tempérament bilieux.

Il y a cette différence entre le sanguin et le bilieux, c'est que le premier a de la sagacité, le second du génie ; que le sanguin brille comme l'éclair, le bilieux comme la foudre. (Qu'on nous passe l'expression.)

Son hygiène différera de celle du sanguin; il fera usage des boissons aqueuses et acidulées ; la chair fraîche et peu cuite lui conviendra ; mais les graisses, les huiles, les farineux, les viandes salées, les vins généreux et les spiritueux lui seront absolument interdits.

Chez lui, le foyer ne marche point assez vite, il faut souffler le feu.

Les rhumatismes, la goutte surtout, sont le triste apanage du bilieux.

Enfin, il ira reposer l'activité dévorante de son intelligence au calme de la campagne.

TEMPÉRAMENT MÉLANCOLIQUE.

Chez le *mélancolique*, qui est pourvu d'une constitution hydrogénique, l'action vitale est moindre que dans les deux premiers ; si le calorique est, chez lui, mis en mouvement par le secours de l'oxygène, il déterminera une explosion momentanée, mais terrible.

Le mélancolique peut passer à l'état bilieux ou flegmatique ; car, venant à s'alcaliser, il joindra au gaz hydrogéneux qui le forme, le gaz atmosphéreux (azote), tous deux éléments du carbone.

Il devient, du reste, bilieux avec l'âge ; mais s'il est mal constitué, si l'oxygène s'empare de lui, par ses combinaisons, il subira l'influence aqueuse du flegmatique.

Taille haute ; corps grêle ; muscles minces, mais fortement dessinés ; peau lisse et polie ; teint jaune ou brun ; yeux langoureux ou sombres, selon l'âge ; cheveux bruns ou noirs ; vivacité d'abord grande, puis décroissante ; faiblesse ; inconstance; pouls fréquent et élastique ; physionomie triste, inquiète ; regard timide ou fixe ; sensibilité exquise; passions extrêmes ; amour ou haine empressés et opiniâtres, tels sont les caractères distinctifs des mélancoliques. Rêveurs, taciturnes, défiants, ombrageux, ils concentrent leurs affections ; la société les importune, il la fuient et préfèrent la solitude au milieu de laquelle leur imagination s'embrase.

Les femmes de ce tempérament ont la peau belle, mais sèche ; leur démarche est nonchalante.

Les mélancoliques sont propres aux arts et aux sciences, pour lesquels ils ont une aptitude prononcée. Leur peu de mémoire ne les empêche pas d'avoir les idées fortes, les conceptions vastes, l'imagination exaltée.

Ce tempérament a deux issues funestes : l'hypocondrie et le suicide.

Les personnes marquées à ce cachet devront choisir un climat tempéré ; vivre sous un beau ciel ; entretenir leurs forces par le travail ; se livrer à l'exercice de l'équitation, qui excite l'activité des viscères abdominaux, favorise la transpiration, repose et distrait l'intelligence.

Elles doivent éviter les professions qui exaltent l'imagination et les passions.

Elles rejetteront de leur nourriture les aliments

salés, épicés, irritants, grossiers et de difficile digestion, les végétaux farineux, les boissons chau-
des et les liqueurs alcooliques. Les boissons su-
crées leur seront favorables ; elles suivront un
régime peu, très-peu oxygéné.

TEMPÉRAMENT FLEGMATIQUE ET LYMPHATIQUE.

Le *flegmatique* et le *lymphatique* sont relativement privés de calorique ; des fluides aqueux et
dénués de principes actifs circulent dans tout leur
organisme. Leur teint pâle est sans animation ; leurs
lèvres décolorées se fondent dans une peau blan-
che et polie ; leur œil bleu et terne laisse tomber
un regard languissant ; leurs chairs, lâches et molles, sont couvertes de graisse ; leurs vaisseaux,
d'un petit diamètre, composent, chez eux, un système vasculeux qui manque d'action. Leur pouls
est mou, lent, flexible ; leurs poumons, d'un jeu
difficile, semblent se refuser à la décomposition
de l'air qu'ils respirent.

Faciles à recevoir les impressions qu'on leur
donne, ils s'affaissent dans une apathie qui les
rend passifs ; ils vivent sous la loi de l'habitude.

Ils sont soumis à une disposition fâcheuse aux catarrhes, accumulations de mucosités dans tous les organes de la tête et du bas-ventre qui en sécrètent, aux congestions, aux extravasations séreuses et lymphatiques, aux flux, aux stagnations, etc. ; l'embonpoint du flegmatique est, lui-même, un état de cachexie.

Les maladies scrofuleuses appartiennent à ces tempéraments.

Rien, chez eux, ne s'achève dans les mouvements curateurs qui semblent avorter ; on dirait que la nature, avare pour eux, n'agisse qu'avec des matériaux imparfaits qui mettent obstacle à l'accomplissement de son œuvre.

La nature de ces tempéraments indique, suffisamment, le régime qui leur est convenable ; il leur faut des aliments qui leur donnent le calorique et le moyen de l'engager ; ainsi, pour eux, pas de laitage, pas de mucilagineux ; mais une nourriture succulente, stimulante ; un pain nutritif, des viandes noires bien cuites, du vin blanc généreux, des liqueurs fermentées ; puis la lumière du grand jour, les attractions solaires, la vivacité de l'air, l'activité, l'exercice.

TEMPÉRAMENT NERVEUX.

Le tempérament *nerveux* est, généralement, renfermé dans une enveloppe sèche et maigre ; il jette une taille élancée ; teint le visage de couleurs pâles ; s'agite en des mouvements brusques ; s'émeut à des sensations vives et fugaces ; il ne permet qu'un sommeil léger, qu'il interrompt fréquemment par des mouvements en sursaut. Son excessive mobilité rend l'appétit médiocre ; la digestion lente varie sans cesse les goûts en fait d'aliments ; il s'épuise de fatigue au moindre exercice, est inapte à tout travail de force corporelle. Il se meut dans un système musculaire peu développé, et communique, conséquemment, peu de force locomotrice.

Sa sensibilité et sa contractilité sont en désaccord. En effet, tout tend à provoquer l'activité de la première et à amortir l'énergie de la seconde; les habitudes sédentaires, les travaux intellectuels, la culture de ce qui tend à surexciter l'imagination, à enflammer les passions, exagèrent la faculté de sentir, et, dans ce cas, le système musculaire et, par conséquent, la puissance motrice, se trouvent réduits à leur minimum d'intensité.

Les personnes nerveuses se distinguent par un tact fin, délicat; par une facilité singulière à connaître ce qu'elles ont intérêt à savoir. Elles se passionnent volontiers pour les spectacles, les jeux, la musique, la pantomime, à cause de l'excessive irritabilité de leur sensibilité qui se complaît dans la variété d'impressions sorties de ces différents plaisirs.

Leur existence est toute d'agitation, d'ébranlement; elles souffrent par trop de sensibilité, vivent par accès, par secousse.

À côté de cela se placent une haute intelligence, une conception prompte et facile, des idées élevées, un esprit on ne peut plus vif et éclatant qui pétille en saillies, semble s'échapper par tous les pores de leur être et se répand en discours variés, emportés, saccadés comme l'individu.

L'hygiène de ce tempérament défend, absolument, l'alimentation excitante: un régime doux est de toute nécessité. Les impressions surhumaines seront évitées; on devra choisir une profession dans laquelle les mouvements passionnels ne soient pas exaltés et où l'imagination soit reposée.

Enfin, le nerveux usera de la médecine préventive.

Nous en avons fini avec les connaissances premières que nous désirions donner de notre système médical; nous pouvons, maintenant, aborder notre théorie sur le principe radical de la goutte et des rhumatismes.

Les variations si étranges que présente la goutte dans l'envahissement qu'elle fait de notre système; les douleurs incessantes et intolérables qu'elle produit, ont attiré et fixé l'attention de beaucoup d'hommes célèbres. Bien des idées, bien des opinions sont sorties de ces cerveaux studieux et désireux d'arriver à la guérison d'une maladie qui affecte si péniblement l'espèce humaine. Mais la diversité de toutes ces opinions contraires prouve la stérilité des travaux qui les ont enfantées.

Ni la persévérance, ni l'amour de l'humanité, ni la science, n'ont manqué, pourtant, dans l'accomplissement de cette œuvre si éminemment utile; mais peut-être les savants qui s'y sont dévoués ont-ils trop négligé les éléments constitutifs de l'homme et ceux qui composent l'atmosphère qui nous entoure et dans laquelle nous puisons la santé et la vie.

Nous réparerons leur oubli et nous démontrerons que c'est ou à un excès, ou à un défaut, ou à une inégalité de ces éléments, lesquels produisent un excès, un défaut ou une inégalité de dégagement de chaleur du corps, qu'il faut rapporter le principe de la goutte et des rhumatismes.

Nous ne rappellerons pas les causes assignées, par différents auteurs, à la maladie qui nous occupe.

On s'est attaché à la nature différente des humeurs, à leur acidification, à la plus ou moins grande facilité des excrétions; mais on a négligé le principe de ces différentes modifications.

Les humeurs sont pleines d'acrimonie et d'acidité, nous le voulons bien; elles déposent, dans les articulations, des terres calcaires, nous le voulons bien encore; les excrétions cutanées se font peu ou point, nous le savons; mais ce ne sont là que des effets de la goutte; son principe, son radical est encore à trouver.

Les aliments ne peuvent nous le présenter : s'ils sont une cause déterminante de l'affection arthritique, ils ne sont, en tout cas, qu'une cause secondaire; nous espérons le démontrer et prouver ainsi, qu'il faut demander à la nature elle-même,

et non point à notre corps, inhabile à la fournir,
l'origine d'une maladie qui prend sa source dans
une plus ou moins bonne concordance des éléments primitifs, régulateurs nécessaires des agents
utiles à la conservation de l'existence.

L'acte vital, nous l'avons dit : *consiste dans le
dégagement du calorique* ; et deux circonstances sont
nécessaires pour opérer ce dégagement : *mouvement dans le calorique et présence de l'oxygène.*

Nous avons montré que ce mouvement s'opérait
par l'oscillation, en quelque sorte mécanique, du
calorique et de l'oxygène dans les bases du corps,
et ce, en vertu de la loi de l'attraction. Ajoutons
que la respiration n'est point indifférente à ce mouvement et qu'elle en est un des principaux mo-
teurs.

Si nous voulons bien nous rappeler que la respiration n'est qu'une combustion, que la combustion n'a lieu que par l'émancipation du calorique et la fixation d'oxygène; si nous admettons, ce
qui n'est pas contestable, puisque c'est une révé-
lation de la science, que l'air que nous respirons est
composé d'oxygène dans la proportion de vingt et
une parties, contre soixante-dix-neuf d'azote : il ne
nous sera pas difficile d'établir, qu'une des causes
principales de la goutte réside dans la plus ou moins
grande quantité d'air oxygéné dont est chargée
l'atmosphère; que l'oxygène étant le principe actif
et indispensable de la combustion et notre corps
n'étant, comme toute la nature, qu'un système en

combustion, le mouvement du calorique nécessaire à l'acte de la vie ne peut s'opérer qu'en raison des progrès de cette combustion ; que si ces progrès sont lents et difficiles, c'est que l'oxygène sera en défaut, et que, conséquemment, le calorique, au lieu de s'épandre en chaleur à la surface du corps, restera fixé dans les bases internes.

Développons cette théorie :

Hoffmann rapporte qu'un goutteux dont il était le médecin, était, régulièrement, averti de l'invasion future de la goutte, par son anneau qui prenait la couleur noire et ne la quittait qu'après le paroxysme.

Hoffmann se contente de constater cette observation, qui l'a frappé cependant, puisqu'il la consigne ; mais il ne la fait suivre d'aucune réflexion, d'aucun commentaire ; il est vrai que les causes qu'il a assignées à la goutte ne pouvaient l'aider à trouver l'explication de ce fait.

Là, pourtant, était la lumière.

Les enseignements de ce phénomène ne sont-ils point, en effet, de la plus grande évidence ?

L'homme, nous l'avons dit, est composé de bases douées de carbone, en proportions plus riches que des autres fluides ; le sang veineux en contient cinquante-cinq parties sur cent.

La couleur noire de l'anneau du goutteux d'Hoffmann indiquait donc : *que, chez lui, les combinaisons étaient carboniques ; que, par conséquent, tel était le radical de la maladie.*

Elle démontrait, en outre, que ces combinaisons

avaient poussé leur maximum à la périphérie, puisque le calorique s'y résumait et s'y fixait sous forme de charbon.

Allons plus loin et disons : que non-seulement la surface de la partie attaquée était, dans le cas qui nous occupe, marquée de ce cachet noir, mais qu'il en était de même des poumons qu'il faut regarder comme un organe périphériel, puisqu'ils sont accessibles à l'air atmosphérique et puisque, d'ailleurs, les inspirations et les expirations sont partout isochrones; qu'ainsi lorsque la goutte, manifeste sa présence à l'orteil, par exemple, les poumons présentent la même affection et renferment en eux, le même germe de maladie qu'ils ont tout d'abord développée.

Nous détruisons, par là, cette erreur généralement accréditée, que la goutte remonte.

Si nous avions besoin d'une confirmation dans l'opinion que nous émettons sur le principe de la goutte, nous la trouverions dans la nature même des éléments constitutifs de l'homme.

Car, si l'anneau du goutteux d'Hoffmann présentait, ainsi, la couleur noire, c'est qu'évidemment, le sang n'avait pas subi, dans les poumons, une oxygénation assez forte et qu'il conservait la couleur foncée du sang veineux. Tout le monde sait que le système capillaire pulmonaire est le réservoir où s'opère le grand phénomène de la coloration du sang, phénomène dû à l'acte de la respiration.

Les combinaisons carboniques sont-elles bonnes
à l'acte de la vie? nous ne craignons pas de ré-
pondre négativement; nous allons le prouver :

Le carbone, principe combustible qui existe dans
le charbon, principe qui n'est autre que le calorique fixe, est très-avare de ce même calorique ;
il ne le livre qu'avec peine; aussi le sang veineux
marque-t-il un ou deux degrés de chaleur de moins
que le sang artériel.

Mais la hausse du thermomètre, mesure de la
chaleur, n'a lieu que par suite de l'élévation de la
température ; l'élévation de température n'arrive
que par suite d'un dégagement de chaleur ; la chaleur ne se répand pas sans combustion; le sang
veineux ayant un ou deux degrés de moins que le
sang artériel, est donc soumis à une combustion
moindre que ce dernier.

Or, l'acte vital consistant dans le dégagement du
calorique qui produit la chaleur, il en résulte que
les combinaisons carboniques dégageant, au dehors, une moindre chaleur, sont inhabiles à perpétuer la vie, et qu'elles doivent amener, dans
l'organisme, un désordre proportionnel à leurs rigueurs.

Mais, nous l'avons dit encore : le calorique fixe,
contrairement au calorique libre, resserre, contracte, solidifie les corps, produit le froid et est,
exactement, représenté par les huiles, les graisses,
les matières combustibles animales, végétales et
minérales; il peut donc, entre autres désordres,

resserrer et contracter les parties solides, solidifier les liquides du corps, et c'est ce qu'il produit dans les obstructions, nodosités et ankyloses, résultat de la goutte.

Les obstructions ne sont, en définitive, qu'un obstacle que les fluides rencontrent dans le corps, obstacle formé de phosphates de chaux.

Or, que sont les phosphates? sinon des combinaisons d'acide phosphorique avec différentes bases salifiables.

Enfin, qu'est-ce que le phosphore? Un corps doué de calorique fixe, à bases éminemment combustibles, puisqu'il s'enflamme, spontanément, au contact de l'air dont il absorbe presque tout l'oxygène.

Quant à la chaux, on ne peut nier qu'elle ne comporte aussi une énorme quantité de combustible à base de calorique fixe, car elle entre en fusion sous l'influence de l'eau composée, comme on le sait, de 88, 90 parties d'oxygène et de 11, 10 d'hydrogène. Or, pour que sa fusion ou sa combustion se fasse, il est nécessaire qu'elle soit saturée de calorique que viennent défixer les 88, 90 parties d'oxygène contenues dans l'eau.

Les phosphates, causes des obstructions, les nodosités, causes des ankyloses, ne doivent donc leur naissance qu'au calorique fixe, puisqu'ils en contiennent et marquent la présence. Leur action sur le système du corps a pour effet principal de boucher les vaisseaux excrétoires, et de suspendre ou d'anéantir les fonctions de l'appareil de la transpiration. Tout le monde connaît les résultats fâcheux de ce qu'on appelle vulgairement une sueur rentrée : on sait qu'elle occasionne d'intolérables douleurs.

La transpiration n'a pas seulement pour mission de rejeter du corps les résidus de la combustion nécessaire qui entretient, sur lui, la chaleur dont il a besoin; elle le débarrasse encore de la surabondance des matières salifiables, mises en mouvement par les combinaisons qui s'opèrent dans toute son économie. Lors donc qu'elle n'agit plus, c'est que la combustion animale fait moins de progrès, c'est que l'agent excitateur, l'oxygène, n'est plus suffisant pour l'alimenter. Il arrive alors que le calorique, de libre qu'il était, devient fixe; que les excrétions que le calorique libre maintenait dans un état permanent de liquidité, n'ayant plus d'issue au dehors, se resserrent, se coagulent et prennent, avec le calorique libre, la forme fixe qu'elles traduisent en phosphates de chaux qui, à leur tour, donnent naissance aux nodosités, aux ankyloses.

Les vaisseaux excrétoires, les vaisseaux capillaires mêmes, qui conduisent le sang jusqu'à la périphérie ou enveloppe du corps, et que ne lubrifient plus les produits de la transpiration, se resserrent et sont fermés par des obstructions. Mais le sang, les humeurs, les excrétions tendent toujours à passer par les conduits que la nature

leur a faits ; arrêtés dans les tissus, ils poussent,
pressent et forcent l'obstacle qui les retient cap-
tifs, amènent, par leur stagnation et l'âcreté de
leur saveur, une vive inflammation contre laquelle
vient se ruer la masse active et toujours renou-
velée du sang, des humeurs et des excrétions, et
telle est la cause des douleurs incessantes et aiguës
de la goutte.

RADICAL DE LA GOUTTE.

———

« La goutte n'est donc rien autre que le calorique
« libre ou le principe de la chaleur animale qui, ne pou-
« vant plus se répandre au dehors, se fixe dans telle ou
« telle partie du corps et entraîne, dans sa fixation, les
« humeurs, de quelque nature qu'elles soient, surtout
« celles synoviales, qu'il solidifie en phosphates de
« chaux. Elle pourrait presque se réduire à une alcali-
« sation des membres. »

Disons que les rhumatismes n'ont pas d'autre
cause que la goutte et que la même médication leur
est applicable.

Le radical de la maladie trouvé, il nous a été
facile d'établir le traitement qui convient à cette
affection et de la combattre d'une manière victo-
rieuse et rationnelle. Reprenons les connaissances
préliminaires qui précèdent, et nous arriverons
sans peine à le démontrer.

———

Que nous apprennent-elles, en effet? que le corps humain, comme tous les autres corps, est composé de carbone et d'hydrogène, fluides qui sont les deux bases de la nature ; que ces bases reçoivent, alternativement, l'oxygène et le calorique ; que notre corps n'est qu'un système en combustion, soumis à toutes les conditions d'existence de la combustion; enfin, que toutes les combinaisons, modifications qui se font en lui, résultent d'un changement de mouvement, d'une oscillation de l'oxygène et du calorique dans les bases, le carbone et l'hydrogène.

Or, dans l'explication que nous venons de donner de la goutte, on a remarqué que les combinaisons ne s'effectuaient pas exactement ; que les combinaisons carboniques dominaient et faisaient

participer de la nature du carbone, le corps qu'elles amenaient à un état partiel de solidification.

Cette modification anormale ne pouvait avoir sa
cause que dans une disproportion forcée des éléments nécessaires à l'acte de la vie.

Elle nous indiquait, en effet, que le calorique
s'était emparé des bases du corps (le carbone et
l'hydrogène), et que l'oxygène, son concurrent,
n'était point assez puissant pour le défixer et opérer, entre lui et le calorique, le changement de
mouvement, l'oscillation, le va et le vient, que la
loi naturelle a imposés comme condition essentielle
de l'existence du corps.

Que faut-il donc faire dans ce cas?

Se hâter de déléguer à la périphérie et aux poumons un oxygène plus riche et capable de dilater
les pores plus ou moins fermés par les obstructions, ou bien y appliquer le principe des dilatations, ou, enfin, réunir ces deux moyens.

Empruntez donc à la nature des agents qui
activent les combinaisons; par leur introduction
dans le système, vous forcerez ces combinaisons
à devenir exagérées; elles procéderont plus riche-
ment; le calorique, qui était fixé sous la forme de
charbon, sera chassé sous forme libre, et le mouvement oscillatif de l'oxygène et du calorique dans
les bases périphérielles (l'enveloppe du corps, la
peau) renaîtra, et la diaphorèse, la transpiration
sera rétablie.

Il y avait trop de chaleur au dedans, trop de

frigescence au dehors ; le système diaphorétique
était renversé ; telle était la cause physique et re-
productive de la maladie ; vous avez détruit cette
cause.

Tous les efforts doivent donc tendre à ramener
la transpiration arrêtée chez tous les goutteux, si
ce n'est dans tout le corps, au moins dans les parties malades ; à faciliter les évacuations qui se font
par les pores insensibles de la peau.

Le mode de transpiration ne doit point être in-
différent ; celle qui ne devrait ses effets qu'à l'emploi d'agents externes serait insuffisante, pour ne
pas dire inutile ; car elle ne se produirait que su-
perficiellement, ne pourrait atteindre les poumons
qui doivent surtout être dégagés, et laisserait sub-
sister le principe à l'intérieur. Nous ne pensons
pas qu'elle ait la prétention d'agir du dehors au
dedans ; sa puissance ne va pas jusque-là. Il est
donc de toute nécessité de lui donner son point de
départ à l'intérieur, pour que, traversant tous les
tissus, elle se fraye, elle-même, un chemin et marque sa sortie à la surface du corps. Et il faudra
avoir soin de la réitérer, jusqu'à ce qu'elle enva-
hisse toutes les parties malades, quand on n'ob-
tient pas cet effet la première fois, ce qui est rare.
On l'aidera, en outre, par des boissons appro-
priées à la nature de la maladie, et en se couvrant
avec excès.

Nous pouvons affirmer, parce que cela résulte
d'observations nombreuses, que, cet effet obtenu,

les douleurs auront, au bout d'une heure, cessé
comme par enchantement. Mais le corps, eût-il été
mouillé outre mesure, si les parties attaquées ont
résisté, la douleur persistera.

Si les évacuations cuticulaires sont anéanties
dans la goutte, il en est de même de toutes les sécrétions qui sont entachées du même vice radical.
La médication, dont nous parlions tout à l'heure,
agit sur elles et les débarrasse des matières calcaires qui s'opposent à leur sortie.

Le régime alimentaire et hygiénique a, aussi, une
importance utile ; nous l'avons indiqué au chapitre
des tempéraments; c'est celui établi pour les bilieux qui conviendra aux goutteux.

C'est au moyen des principes que nous avons
sommairement émis dans cette brochure, et en
nous rapprochant de la nature, que nous sommes
arrivé à composer un traitement diaphorétique
qui détruit non-seulement les effets, mais encore
la cause de la goutte.

Qu'on ne croie pas, toutefois, que le radical de
cette maladie s'efface et disparaisse avec les accès;
si, au bout d'une heure, notre médication a fait
cesser entièrement les douleurs, si intolérables, si
aiguës qu'elles soient, de la goutte; si, le lendemain,
le malade peut marcher et vaquer à ses occupations habituelles, le vice goutteux n'est pas encore
détruit: il faut, si on veut éviter le retour des accès, s'astreindre, indispensablement, à un traitement. Malheur à ceux qui, délivrés de leur mal,

confondraient, dans l'oubli de leurs souffrances, l'oubli d'un traitement à suivre.

C'est, surtout, dans la goutte héréditaire, triste legs de famille; dans la goutte chronique, déplorable effet de traitements négligés, que devient nécessaire la continuation d'un traitement exact et régulier.

Toutefois, qu'on ne croie pas que, dans la goutte aiguë, ce traitement soit long, constant, pénible et journalier. Non, il ne consiste que dans une transpiration de six heures, subie d'abord; l'accès passé, tous les quinze jours, pendant trois à quatre mois; puis, après cela, une fois par mois pendant le reste de l'année; enfin dans de légers évacuants que nous indiquons; et nous pouvons affirmer que si cette précaution est prise, jamais le malade ne verra le retour d'un accès, et que ces soins préventifs trouveront leur récompense dans la guérison entière d'une maladie qui, jusqu'alors, était réputée incurable.

SCROFULES.

———

Nous voulions définir ici, d'après notre méthode,
la terrible maladie des scrofules ; mais nous avons
eu le bonheur de retrouver un Mémoire lu à l'Académie de médecine par le docteur Fourcault, membre correspondant de cette académie et traitant
des causes des affections goutteuses, calculeuses,
des scrofules et des pneumonies tuberculeuses.

Comme les idées du docteur s'accordent parfai-
tement avec les nôtres, nous copierons purement
et simplement son Mémoire. Nous aurons ainsi
prouvé, que dans la théorie que nous venons d'é-
mettre sur les causes générales des maladies, nous
ne nous sommes point éloignés de la science et
que nous avons marché dans la voie de la vérité.

CAUSES DES AFFECTIONS GOUTTEUSES, CALCULEUSES, DES PNEUMONIES TUBERCULEUSES ET DES SCROFULES.

Mémoire lu à l'Académie de médecine le 14 août 1838, par le Dr Fourcault, membre correspondant de l'Académie.

———

« Il ne suffit pas d'indiquer d'une manière gé-
« nérale les causes qui concourent à la production
« des maladies, d'exposer avec un soin minutieux,
« suivant la méthode des naturalistes, les symp-
« tômes qu'elles présentent et les lésions qu'elles
« laissent après leur terminaison fatale. Ces no-
« tions sont incomplètes et ne peuvent diriger le
« médecin dans l'application des moyens hygié-
« niques et thérapeutiques. Il doit encore appré-
« cier d'une manière analytique, le mode d'action
« de ces causes sur l'organisme, soit au moyen de
« l'observation, soit au moyen de l'expérimenta-
« tion.

« Je suivrai, dans ce travail, la première voie
« d'investigation, et je me bornerai à exposer les
« premiers résultats de la dernière méthode, afin
« de montrer l'évidence des inductions que j'ai ti-
« rées des faits. La plupart d'entre eux, sont, sans
« doute, déjà connus, mais n'ont pu conduire à
« la solution d'importants problèmes.

« Il ne suffit donc pas d'observer, il faut en-
« core saisir l'enchaînement des causes et des phé-
« nomènes, afin de montrer leurs véritables rap-
« ports et de donner la solution de ces problèmes.
« Les hommes qui suivent servilement les dogmes
« impénétrables ou les hypothèses stériles d'une
« fausse science, n'adopteront peut-être pas ces
« inductions. Mais ce n'est point un motif pour
« rester avec eux dans un cercle vicieux, sans
« chercher une voie qui puisse conduire à la vé-
« rité.

« Les rapports étiologiques et pathologiques
« des maladies goutteuses, calculeuses, tubercu-
« leuses et des scrofules, sont évidents ; elles sont
« également caractérisées par la formation de di-
« vers dépôts de matière animale ou d'agrégats
« inorganiques dont l'origine est encore inconnue ;
« elles se développent plus souvent, les premières
« surtout, dans les grandes villes que dans les
« campagnes. La statistique va montrer que leur
« fréquence est, nécessairement, en raison di-
« recte de la civilisation.

« On connaît d'une manière fort imparfaite les

« causes de ces différences, car on ignore le mode
« d'action des modificateurs externes sur les or-
« ganes modifiés, et des agents atmosphériques
« sur la peau.

« L'étude de ces rapports est de la plus haute
« importance ; une foule de faits attestent qu'une
« partie des maladies qui affligent l'homme dans
« l'état de civilisation, et les animaux dans leurs
« prisons domestiques, sont produites par un long
« séjour dans les habitations, un repos prolongé;
« par l'altération de l'air qu'ils respirent et qui *est*
« *indispensable pour favoriser les fonctions sécré-*
« *toires de la peau.*

« C'est sous ce dernier point de vue que je me
« propose d'examiner l'action des causes exté-
« rieures sur l'organisme.

« On peut les diviser en deux classes : *les unes,*
« *excentriques, comme l'air pur et sec, la lumière,*
« *la chaleur, favorisant les mouvements de l'agent*
« *vital et des fluides organiques du centre à la cir-*
« *conférence.*

« *Les autres concentriques, tels que l'air saturé*
« *d'humidité ou d'émanations de diverses natures,*
« *le froid subit et très-intense, le défaut d'insolation,*
« *tendant, au contraire, à refouler le principe maté-*
« *riel et les fluides de la circonférence au centre et*
« *à diminuer les fonctions sécrétoires de la peau.*

« Le repos et toutes les professions sédentaires,
« exerçant peu les forces musculaires, agissent
« dans le dernier sens ; toutes les professions qui

« exigent l'emploi habituel de ces forces détermi-
« nent des effets inverses et sont favorables au
« maintien de l'équilibre organique.

« L'action excentrique et spoliatrice des travaux
« corporels peut être constatée par la simple ob-
« servation. Sous leur influence, l'embonpoint se
« dissipe, les saillies osseuses et musculaires de-
« viennent très-marquées, la maigreur survient
« et la faiblesse se manifeste, si une alimentation
« abondante et substantielle ne répare pas les per-
« tes que les hommes et les animaux éprouvent,
« principalement par la transpiration cutanée. La
« sueur, la saleté des vêtements, les concrétions
« qui se forment sur la peau des animaux, la di-
« minution de leurs poils après des courses pro-
« longées ou rapides, sont des faits matériels qui
« montrent l'abondance des pertes qu'éprouve,
« dans ces circonstances, l'organisme animal.

« Si l'on étudie, maintenant, l'action physiologi-
« que des causes opposées sur l'économie, on voit
« qu'elles doivent agir, à la fois, sur les solides et
« sur les fluides.

« Ces profondes mutations n'ont point fixé l'at-
« tention des médecins des écoles modernes; ils
« n'ont aperçu, dans la formation des maladies,
« que des aberrations de l'action nerveuse, que
« les effets des sympathies ; ils n'ont point cher-
« ché à montrer l'action des liquides altérés sur
« les solides; ils n'ont pu, par conséquent, consi-
« dérer *la suppression de la transpiration cutanée,*

« *le refoulement d'éléments exécrémentiels dans le*
« *torrent de la circulation, comme une cause grave*
« *et commune de l'inflammation des organes et des*
« *produits morbides déposés dans les tissus depuis*
« *longtemps.*

« J'ai cherché à remplir cette lacune ; mais
« avant d'exposer les résultats généraux de mes
« observations, il est utile de mentionner ceux
« que l'expérience a déjà fait connaître.

« J'ai vu les inflammations les plus graves se
« manifester après la suppression subite de la
« sueur ; des pneumonies, des arthrites, des myo-
« sites mortelles, etc., se développer immédiate-
« ment après cette suppression.

« Qui ne connaît l'influence favorable des
« sueurs critiques dans les maladies aiguës ?

« On sait, aujourd'hui, que la suppression de la
« sueur fétide des pieds a produit l'anasarque,
« l'engorgement des articulations, des rhuma-
« tismes, l'hémoptysie, la phthisie, la leucorrhée,
« l'otorrhée et des diarrhées rebelles.

« Il sera facile de voir, par l'exposé de nouveaux
« faits, *que la goutte, les calculs, les scrofules et les*
« *maladies tuberculeuses sont dues à la suppression*
« *ou plutôt à la diminution lente et graduelle des*
« *fonctions dépuratoires de la peau.*

« A la vérité, les solidistes et les vitalistes ne
« voient, dans ces maladies, qu'une altération des
« tissus ; mais l'interprétation sévère des faits ne
« confirme point leur doctrine. En les soumettant

« à un nouvel examen, on verra combien elle est
« insuffisante et incomplète.

CAUSES DES AFFECTIONS GOUTTEUSES
ET CALCULEUSES.

« On doit d'abord reconnaître, et ce fait est
« d'une haute importance, que toutes les irrita-
« tions des articulations déterminées par des cau-
« ses physiques ou plutôt mécaniques, par des
« lésions traumatiques offrant toutes les nuances,
« ne peuvent déterminer la goutte.

« Cette affection ne consiste donc pas dans une
« simple irritation, dans une lésion primitive des
« solides. Non-seulement elle n'est point le résultat
« du frottement réitéré des surfaces articulaires,
« mais le mouvement continuel de ces parties en
« prévient même le développement. Ainsi, Ra-
« mazzini a observé que les hommes exerçant les
« extrémités inférieures, dans certaines profes-
« sions, sont exempts de la goutte. Elle est, pour
« ainsi dire, inconnue, ainsi que je l'ai constaté,
« chez les agriculteurs, les charrons, les charpen-
« tiers, les menuisiers, les forgerons, les soldats,
« les matelots, et enfin chez tous les hommes
« exerçant, habituellement, leurs forces musculai-
« res, et qui se trouvent exposés aux vicissitudes
« de l'atmosphère.

« Le régime a, sans doute, une influence sur la
« production de cette affection ; mais on doit dire

« que la sobriété n'a point la puissance préserva-
« trice de l'exercice.

« Cette infirmité n'attaque point le fermier la-
« borieux vivant dans l'aisance, ni le pauvre sui-
« vant un régime trop austère, et dont la chau-
« mière est accessible à tous les vents ; ils sont
« sans doute exposés aux affections rhumatisma-
« les, mais la goutte bien caractérisée serait, parmi
« eux, un véritable phénomène.

« Il est donc inutile de donner les résultats né-
« gatifs d'une statistique, pour montrer sa rareté
« dans les campagnes. Lorsqu'elle paraît dans les
« petites villes, on ne la trouve que chez les per-
« sonnes sédentaires ou qui se livrent peu à la
« locomotion et aux travaux corporels. L'exercice
« passif ou celui que l'on prend en voiture, ne
« peut en prévenir la manifestation.

« Si la différence du régime, des habitations et
« des causes ambiantes, ne peut expliquer la for-
« mation de la goutte, on ne peut donc l'attribuer,
« par voie d'exclusion, qu'au défaut d'exercice ou
« de travail corporel.

« Il suffit, maintenant, d'étudier leurs effets
« physiologiques sur les fonctions sécrétoires de la
« peau, pour se convaincre que la diminution de
« la transpiration insensible, ou la suppression
« des sueurs habituelles, de celle des pieds sur-
« tout, peuvent être considérées comme les véri-
« tables causes de cette affection.

« L'observation confirme, par des preuves di-

« rectes et pour ainsi dire expérimentales, ce
« principe pathologique :

1re OBSERVATION.

« M. Bouvet, marchand de laines, actuellement maire
« de Houdan, éprouvait habituellement, aux pieds, une
« sueur abondante et fétide, qui le forçait à changer
« fréquemment de chaussures. Il s'expose, étant à che-
« val, pendant l'hiver, à un froid rigoureux qui frappe
« ces parties ; alors, la sueur se supprime, les articu-
« lations des orteils deviennent douloureuses, la goutte
« se déclare et son caractère est constaté par un méde-
« cin. Depuis vingt-trois ans, ses accès se développent,
« périodiquement, aux pieds et aux mains, avec une
« intensité remarquable. Ainsi, tantôt M. Bouvet est
« podagre, tantôt il est chiragre. Depuis quelque temps,
« des calculs sortent par les voies urinaires, pendant la
« rémission des douleurs arthritiques. Les sueurs habi-
« tuelles n'ont pas reparu. »

2e OBSERVATION.

*Hypertrophie du cœur, gastro-entérite, tumeur con-
sidérable à l'épigastre, hépatite chronique, hydro-
thorax, ascite, anasarque, inflammation vive aux
jambes, suppuration abondante, guérison après
dix-huit mois de souffrances, rechute et mort.*

« François Gauthier, âgé de cinquante ans, est d'un
« tempérament éminemment athlétique ; son col est

« court et très-gras, sa tête volumineuse, de larges
« épaules, une poitrine vaste et carrée, des muscles
« épais et durs, des membres courts, mais d'une
« grosseur fort remarquable; tels sont les caractères les
« plus saillants de la constitution pleine d'énergie de
« Gauthier. Il est excitable à l'excès; mais sa colère
« s'apaise facilement. Déjà, dans l'adolescence, ses
« forces athlétiques se prononcent, et, à dix-sept ans, il
« embrasse la profession de marchand de bœufs; sous
« l'influence d'un régime animal, et malgré l'exercice
« habituel du cheval, la goutte se manifeste à cet âge
« avec une grande intensité. Elle attaque, successive-
« ment, les articulations des pieds, les genoux et, enfin,
« dans les dernières années de l'existence de Gauthier,
« des lésions internes nombreuses et très-graves succè-
« dent aux affections arthritiques. *Des sueurs abon-*
« *dantes et d'une odeur* sui generis *terminaient les ac-*
« *cès.* Pendant près de trente ans, ils se reproduisaient
« à des intervalles plus ou moins rapprochés.

« A quarante-cinq ans, la vie de Gauthier devient
« moins active; il dirige, à la vérité, une exploitation
« agricole, mais il se livre peu à la locomotion. A
« quarante-neuf ans, les sueurs critiques se suppriment,
« la goutte paraît, plus rarement, aux extrémités infé-
« rieures; la cause qui la produit affecte bientôt les or-
« ganes de la respiration et de la circulation. Une toux
« habituelle, suivie d'une expectoration muqueuse plus
« ou moins abondante, une oppression qui s'accroît sans
« cesse et se termine par des accès violents de suffoca-
« tion, des palpitations de cœur, l'énergie des battements
« de cet organe, la plénitude et la force du pouls, tels
« sont les symptômes graves qui se succèdent, au prin-

« temps de l'année 1816, aux attaques de goutte régu-
« lière ou périodique. Des saignées générales et locales,
« un régime sévère, les rubéfiants appliqués aux extré-
« mites inférieures, sont d'abord employés avec succès.
« Pour diminuer l'activité du centre circulatoire et pour
« rappeler les sueurs habituelles, le professeur Broussais,
« que je consultais souvent alors dans les maladies
« graves, prescrit la digitale, le régime de Valsalva
« modifié, l'application de la flanelle et des chaussons
« de taffetas gommé, sur les extrémités inférieures. Pen-
« dant quelques mois, l'oppression et les battements du
« cœur diminuent beaucoup d'intensité ; mais le malade
« indocile reprend trop promptement son régime habi-
« tuel et voit de nouveaux accidents se développer.

« Dans le cours de l'été, une hydropisie générale vient
« s'ajouter aux accidents déterminés par l'affection du
« cœur et par la bronchite ; le pouls devient intermit-
« tent en conservant sa force, sa plénitude et sa dureté,
« Alors, un empirique administre, en vain, des diuréti-
« ques énergiques pour faire couler l'urine ; elle devient
« plus rouge et moins abondante. L'ascite, l'anasarque,
« l'hydro-thorax font de nouveaux progrès ; Gauthier
« est en proie aux plus vives anxiétés pendant plusieurs
« mois ; l'oppression la plus violente menace à chaque
« instant ses jours ; l'imminence de la suffocation et de
« la syncope le force à rester sur son séant, et, dans les
« quintes de toux, il fait de pénibles efforts pour intro-
« duire de l'air dans sa poitrine. Le côté droit se dilate
« seul dans l'aspiration ; alors le côté gauche est presque
« immobile ; la percussion donne un son mat dans toute
« cette partie ; des mouvements brusques, étendus,
« tumultueux et intermittents se font sentir à la région

« du cœur; la verge et le scrotum offrent un volume
« considérable, résultant de l'infiltration. Pendant une
« partie de l'hiver, la digitale, les sinapismes et les
« vésicatoires appliqués aux extrémités inférieures des
« jambes, près de l'articulation, produisent des plaies
« rouges et très-douloureuses; elles s'enflamment, se
« tuméfient, arrachent des cris au malade, deviennent
« gangréneuses, donnent lieu à un écoulement continuel
« de sérosité, et, ensuite, à une suppuration très-abon-
« dante. On voit, alors, l'hydropisie générale diminuer
« par l'effet de cette puissante révulsion et de cette éva-
« cuation abondante; l'oppression cède, les mouvements
« du cœur deviennent plus réguliers et plus faciles, le
« pouls est moins intermittent, l'air commence à péné-
« trer dans le côté gauche de la poitrine.

« La collection aqueuse ayant disparu dans le courant
« du mois de mars suivant, il fut facile de constater
« l'existence des lésions organiques suivantes : le côté
« gauche de la poitrine est, évidemment, rétréci et les
« côtes se sont affaissées; une tumeur dure, inégale,
« douloureuse, du volume du cœur d'un adulte et sem-
« blable à un squirrhe, occupé la région épigastrique;
« la foie tuméfié s'étend presque jusqu'à l'ombilic. La
« tension, la dureté et l'opacité de la tumeur du scrotum,
« l'engorgement des vaisseaux spermatiques sont tou-
« jours dans le même état.

« Cette affection secondaire est considérée, par un
« chirurgien habile, comme un sarcocèle. Cependant,
« au bout de deux mois, une fluctuation obscure se fait
« remarquer dans la tumeur; j'y plonge un trois-quarts,
« et l'écoulement d'une grande quantité d'eau fait dis-
« paraître cette tumeur. Déjà, bien avant cette époque,

« la tumeur de l'estomac et l'engorgement du foie avaient
« disparu sous l'influence du régime des antiphlogisti-
« ques et de la suppuration des plaies pratiquées aux
« jambes; des douleurs épigastriques et des coliques,
« provoquées par une nourriture excitante, avaient
« cédé au même traitement; enfin, après six mois de
« suppuration, ces plaies se cicatrisent et la guérison
« paraît entièrement confirmée.

« Ce n'est donc qu'après un an et demi d'angoisses et
« de souffrances, que Gauthier reprend ses forces et son
« embonpoint. Alors l'examen le plus attentif ne peut
« faire découvrir aucune trace de lésion organique; les
« mouvements du cœur sont réguliers, toute intermit-
« tence du pouls a cessé, les deux côtés de la poitrine
« ne présentent aucune différence appréciable; ses forces
« athlétiques reparaissent, il reprend ses habitudes et
« ses occupations ordinaires, plein de sécurité et d'es-
« pérance. Pendant une année entière, la goutte et les
« sueurs habituelles ne reparaissent plus! Mais enfin,
« dans un état aussi prospère, l'équilibre organique se
« rompt, l'endocardite survient et ne cède point au pre-
« mier traitement; l'hypertrophie du cœur détruit, en
« deux ans, un des organismes les plus robustes que la
« nature ait formés. Gauthier est mort, inopinément,
« après une saignée abondante qui a provoqué plusieurs
« syncopes, le 1er novembre 1823. »

« Ce fait remarquable mérite d'être placé parmi
« les cas rares, et c'est pour cette raison que
« nous l'avons conservé dans ce Mémoire; il
« montre les ressources de la nature dans les lé-
« sions les plus graves et les plus multipliées,

« lorsque l'art profite de ses tendances; *il prouve,*
« *enfin, l'influence de la suppression des sueurs*
« *habituelles sur la production de la goutte et des*
« *lésions viscérales qui succèdent à ces accès pério-*
« *diques. Cette affection n'est donc plus un être*
« *problématique; tous les faits attestent que les lé-*
« *sions locales et les concrétions qui la caractérisent*
« *résultent de l'inactivité des fonctions dépuratives*
« *de la peau, du refoulement d'éléments matériels*
« *dans le torrent de la circulation, et, par consé-*
« *quent de l'altération du sang.*

« En supprimant, mécaniquement, la transpira-
« tion chez les animaux vivants, j'ai provoqué des
« lésions viscérales offrant les caractères anatomi-
« ques de l'inflammation. L'étiologie de cette affec-
« tion et de celle de la goutte ont donc des rap-
« ports remarquables.

« L'étude des causes et des affections calculeuses
« nous offre les mêmes résultats et les mêmes in-
« ductions. Mais, ici, l'altération des liquides est
« plus évidente encore; celle du sang ne peut être
« révoquée en doute, malgré l'imperfection de la
« chimie pathologique, qui a cherché, dans les
« produits des sécrétions, et non dans la source
« commune de tous les liquides organiques, la
« cause de la goutte et des calculs. On sait que ces
« agrégats constituent, par leur présence, l'altéra-
« tion la plus grave dans les affections calculeuses,
« et que les lésions locales sont, avec raison, con-
« sidérées comme secondaires.

« Si l'on recherche les causes extérieures déter-
« minant ces produits inorganiques, on trouve que
« les professions sédentaires favorisent singulière-
« ment leur formation. On ne rencontre, en géné-
« ral, à la campagne, l'affection calculeuse, que
« chez les vieillards et les personnes étrangères
« aux travaux agricoles. Les prêtres avancés en
« âge, vivant dans la retraite et le repos, y sont
« plus particulièrement exposés ; qui ne sait, qu'à
« cet âge, la peau perd une partie de son activité
« fonctionnelle? La locomotion devient plus diffi-
« cile et plus rare, la perspiration cutanée, moins
« abondante, et les voies urinaires sécrètent une
« partie des matériaux que la peau ne peut éliminer.
« On trouve donc, entre la peau et les reins, les
« rapports fonctionnels que l'on remarque chez
« les goutteux, entre ces derniers organes et les
« articulations.

« D'après la statistique que j'ai entreprise dans
« plusieurs cantons, pour connaître le nombre pro-
« portionnel des calculeux qui se rencontrent dans
« les petites villes et les villages, j'ai trouvé les ré-
« sultats suivants : Une population urbaine, s'éle-
« vant à 12,500 âmes, a donné, pendant vingt ans,
« seize cas de calcul ou de gravelle, tandis que la
« population rurale, formant un total de 54,800
« habitants, n'a produit pendant le même temps
« que quatorze cas semblables ; ce qui donne, toutes
« conditions égales d'ailleurs, entre les villes et les
« villages, un rapport de 5 à 1. Maintenant, si l'on

« considère que la population des petites villes est,
« en partie, agricole et industrielle, que la plupart
« des calculeux sont étrangers à cette portion de
« la population ; si l'on considère, en outre, que
« la même remarque est applicable à celle des vil-
« lages, on pourra conclure, avec une certitude
« entière, que les calculs comme la goutte, sont
« rares chez les peuples agriculteurs et les arti-
« sans ; on *pourra encore induire des faits qui pré-*
« *cèdent, que ces deux affections dépendent, évi-*
« *demment de la diminution lente et graduée des*
« *fonctions dépuratoires de la peau.* »

CAUSES DES SCROFULES ET NOTAMMENT DE LA PNEUMONIE
TUBERCULEUSE. INFLUENCE DES CLIMATS DE LA TEMPÉ-
RATURE, DES PROFESSIONS ET DES LIEUX SUR LE DÉVE-
LOPPEMENT DE CES AFFECTIONS.

« L'abaissement de la température, n'est pas la
« cause déterminante des affections tuberculeuses ;
« les faits montreront que l'humidité chaude comme
« l'humidité froide, dont l'air est saturé, contribue
« à leur développement. Dans les climats septen-
« trionaux, où le fluide atmosphérique est, en
« général, sec et froid, la phthisie tuberculeuse se
« développe plus rarement que dans les pays mé-
« ridionaux. La statistique a démontré ce fait
« remarquable. C'est dans les climats tempérés,

« à Paris et à Londres surtout, où elle fait le plus
« grand nombre de victimes. Cependant, on a re-
« marqué que les hommes et surtout les animaux
« qui passent des régions intertropicales dans les
« zones tempérées, périssent très-souvent phthisi-
« ques. On n'a point observé des effets aussi fa-
« cheux du passage de nos climats dans les régions
« septentrionales. La phthisie ni la goutte n'ont
« attaqué nos soldats pendant la retraite mémo-
« rable de 1812. En étudiant l'influence des lieux
« sur le développement de la première affection,
« il m'a été facile de constater qu'elle apparaît
« rarement sur les plateaux secs et élevés, sur le
« versant oriental ou septentrional des montagnes ;
« tandis qu'elle devient endémique et très-fré-
« quente dans les vallées profondes et humides,
« où la température est plus douce et plus élevée.
« Il faut donc induire de ces observations que la
« phthisie tuberculeuse a son *maximum* de fré-
« quence, dans les climats et dans les lieux où
« l'air se trouve à son *maximum* d'humidité.

« *La même condition atmosphérique est égale-*
« *ment favorable au développement des scrofules.*
« L'examen de l'influence des lieux montrera la
« justesse de cette proposition.

« On a multiplié arbitrairement les causes de
« l'affection tuberculeuse, et celles qui ont le plus
« d'influence ont parfois échappé à la sagacité des
« observateurs. On a attribué à des refroidisse-
« ments subits l'apparition de cette affection, lors-

« qu'elle était due à des causes qui avaient agi pen-
« dant longtemps sur l'organisme. La différence que
« l'on trouve dans la condition des hommes qui
« habitent les villes riches et populeuses, et celle
« des villageois, va encore nous montrer que le
« froid ne peut être considéré comme la cause de
« la pneumonie tuberculeuse. Les premiers sont
« renfermés une partie de l'année dans des ap-
« partements bien clos, où règne, souvent pen-
« dant la saison rigoureuse, une température éle-
« vée et uniforme ; les derniers restent ordinaire-
« ment dans des maisons mal construites et mal
« closes, où le froid a un accès facile. Cependant,
« les uns, bien vêtus, sont souvent atteints de
« l'affection tuberculeuse, tandis que les autres,
« parfois couverts de haillons et exposés à toutes
« les vicissitudes atmosphériques, en sont généra-
« lement préservés. On peut sans doute attribuer
« ces différences à l'insuffisance de l'habitude ;
« mais l'étude des mêmes causes agissant sur les
« animaux, montrera la véritable origine des pro-
« ductions tuberculeuses.

« Les animaux domestiques, comme ceux que
« l'on renferme dans nos ménageries, succombent
« en grand nombre dans les conditions où
« l'homme dépérit et meurt. L'action de la cha-
« leur ne saurait sauver les singes des dangers de
« la réclusion et de la privation de la liberté ; les
« vaches enfermées dans les étables des nourris-
« seurs de la capitale, vivant continuellement au

« milieu d'une atmosphère ayant une température
« élevée et uniforme, succombent, en très-grand
« nombre, atteintes de lésions graves, parmi les-
« quelles se remarque l'affection tuberculeuse ;
« elle est très-rare et presque inconnue dans les
« pâturages salubres de la Normandie, où ces ani-
« maux sont exposés toute l'année aux vicissitu-
« des et aux rigueurs des saisons. Un air saturé
« d'humidité et d'émanations animales devient
« évidemment impropre à exciter la transpiration
« cutanée et pulmonaire, quelle que soit sa tem-
« pérature. Les résultats de l'expérimentation
« viendront étayer, sous ce rapport, les preuves
« tirées de l'observation. Ce n'est donc point en
« renfermant les personnes phthisiques dans les
« étables, que l'on peut espérer d'obtenir leur
« guérison.

« La phthisie tuberculeuse et une foule de ma-
« ladies chroniques n'attaquent point les animaux
« sauvages exposés toute leur vie aux rigueurs des
« saisons ; leur poil lisse et poli n'est point sali par
« l'humeur concrétée de la transpiration ; ils ne
« sont affectés ni de tubercules, ni de dartres, ni
« de farcin, cette lèpre tuberculeuse ; leurs vis-
« cères, sans cesse explorés par des observateurs
« de toutes les classes, sont généralement sains.
« Enfin, la teigne attaque rarement les enfants
« dont la tête n'est point surchargée d'enveloppes
« nuisibles, lorsque cette partie est habituelle-
« ment exposée à l'air libre. Tout indique donc

« que la chaleur naturelle et artificielle favorise
« l'accumulation de la matière tuberculeuse in-
« terne ou externe, lorsque le fluide atmosphéri-
« que est saturé d'humidité ou d'émanations de
« diverses natures ; toutes les observations attes-
« tent que la chaleur ne peut remplacer l'action
« de ce fluide dans son état de pureté. On pour-
« rait donc émettre cette opinion en apparence
« paradoxale : *Pour préserver l'homme et les ani-*
« *maux des affections tuberculeuses, il faut les ex-*
« *poser habituellement, dans l'état de liberté, aux*
« *vicissitudes atmosphériques.*

« La lumière agit-elle comme cause préserva-
« trice des affections tuberculeuses ? Les scrofules
« paraissent être plus souvent dues à un défaut
« d'insolation que la phthisie. Mais cette dernière
« cause contribue également à leur développe-
« ment en favorisant l'humidité. L'influence du
« froid humide a été démontrée par l'expérience
« de M. Flourens. Dans la production de tuber-
« cules chez les poulets, j'ai eu occasion de cons-
« tater les effets fâcheux de la chaleur humide, de
« la privation de l'air et de la lumière, sur le dé-
« veloppement des maladies qu'ils éprouvent quel-
« que temps après leur naissance. Ceux que l'on
« élève pendant les hivers longs et rigoureux,
« dans les étables ou dans des habitations où règne
« une chaleur élevée et uniforme, périssent ce-
« pendant en grand nombre s'ils sont trop long-
« temps renfermés. Lorsque l'on ne peut céder au

« besoin impérieux qui les presse, surtout au mo-
« ment où le soleil leur fait sentir son action, ils
« s'inquiètent, ils s'agitent, ils se pressent vers
« l'ouverture extérieure, et demandent à grands
« cris la lumière et la liberté. Dans cet état pro-
« longé de réclusion, ces faibles animaux succom-
« bent ayant un engorgement aux pattes, que les
« villageois appellent les *gouttes* et des lésions vis-
« cérales ayant les caractères anatomiques de l'in-
« flammation.

« *L'action libre des agents physiques est donc*
« *indispensable à la vie et tend à favoriser les sécré-*
« *tions, dont l'activité maintient l'équilibre orga-*
« *nique.*

« Le repos prolongé ou le séjour habituel dans
« les habitations est, après l'influence d'un air
« saturé d'humidité, la cause la plus fréquente des
« affections tuberculeuses et notamment de la
« phthisie.

« Les professions sédentaires y disposent une
« foule de personnes qui peuplent les villes ; elle
« atteint de préférence les couturières, les lingè-
« res, les repasseuses, les bourgeoises, les reli-
« gieuses, les tailleurs, les tisserands, les écri-
« vains, etc. ; elle est très-rare chez les laboureurs
« habitant des lieux préservés de l'humidité, chez
« les charretiers, les cantonniers, les charrons,
« charpentiers, les marchands ambulants, les for-
« gerons, les menuisiers et les piétons ; elle de-
« vient, au contraire, très-commune dans les ate-

« liers, dans les fabriques où se trouvent réunis
« une foule d'individus respirant un air altéré par
« des émanations animales, végétales et miné-
« rales. Mais ce n'est point, comme on pourrait
« le penser, en agissant sur les conduits bronchi-
« ques que l'air ainsi altéré produit des tubercu-
« les. Des faits intéressants que je ne puis rappor-
« ter dans cette analyse, prouveraient, au besoin,
« *que les irritations bronchiques les plus anciennes*
« *ne produisent point l'affection tuberculeuse des*
« *poumons, lorsque l'aération facile de la peau fa-*
« *vorise à chaque instant l'évaporation cutanée.*

« Dans cette circonstance j'ai observé des bron-
« chites chroniques, des asthmes, des irritations
« des poumons chez des meuniers, des boulan-
« gers, des plâtriers, qui ont forcé les individus
» qui en étaient atteints d'abandonner l'exercice de
« leur profession; mais je n'ai vu dans le pays élevé
« et salubre que j'habite, aucune de ces affections se
« terminer par la phthisie. Les batteurs en grange,
« sans cesse environnés d'une atmosphère de
« poussière, mais continuellement en mouvement
« et exposés aux courants atmosphériques, ne
« deviennent point phthisiques.

« En résumé, on a donc arbitrairement multi-
« plié les causes de l'affection tuberculeuse.

« Elle est due principalement, comme on vient
« de le voir, à l'humidité dont l'air est habituelle-
« ment saturé; au défaut d'aération de la peau; à
« l'influence du repos comme à toutes les causes

« qui diminuent l'activité des fonctions dépura-
« toires de la peau.

« On voit maintenant pourquoi elle est rare
« dans les campagnes, et pourquoi sa fréquence
« augmente en raison directe de la civilisation.
« Dans les grandes villes, le nombre des profes-
« sions sédentaires est considérable ; dans les
« petites villes, elles deviennent moins nombreu-
« ses ; enfin, dans les villages, tous les individus
« sont plus ou moins exposés aux influences at-
« mosphériques, et presque tous se livrent à la
« locomotion et aux travaux corporels. Les fem-
« mes livrées aux travaux champêtres sont moins
« exposées à la phthisie tuberculeuse que celles
« qui restent habituellement dans les habitations.
« L'état sédentaire et la pléthore particulière aux
« personnes qui doivent devenir mères, sont les
« deux causes de la fréquence de la phthisie chez
« la femme.

« La nature des eaux ne paraît avoir aucune
« action sur le développement des tubercules ;
« car les villes et les villages où elles sont char-
« gées de sels calcaires, ne présentent pas un
« grand nombre de ces affections lorsque leur
« position topographique est d'ailleurs favorable.
« Les petites villes situées sur les plateaux élevés,
« au milieu des plaines sablonneuses et sèches,
« sur le versant oriental, méridional ou septen-
« trional des montagnes, ne donnent, en général,
« qu'un décès par suite de la phthisie tubercu-

« leuse sur quarante ou cinquante déterminés par
« d'autres affections. Dans les villages qui jouis-
« sent des mêmes avantages topographiques ,
« cette maladie enlève à peine la soixantième, la
« quatre-vingtième ou même la centième partie
« de la population. Dans certains villages, depuis
« vingt-deux ans , je n'ai pas encore observé de
« phthisiques. Mais on voit augmenter sa fré-
« quence sur les bords des rivières ou des fleuves,
« dans les vallées profondes, étroites, boisées ou
« humides, où les courants atmosphériques se
« forment difficilement.

« Lorsque les vallées s'élargissent, que leur sol
« s'élève, que l'air se dessèche et circule facile-
« ment, on voit aussi diminuer, dans le même rap-
« port, le nombre des phthisies, des scrofules ,
« des hydropisies et des autres affections chroni-
« ques des systèmes osseux et lymphatique.

« Ainsi, le même village, Fontenay-Saint-Père,
« près de Mantes, m'a offert l'occasion de vérifier
« la justesse de ces remarques. Les hameaux qui
« le composent en partie, et qui se trouvent situés
« sur le versant méridional de la montagne, le
« plus salubre, offrent peu de phthisiques et de
« scrofuleux ; tandis que le versant septentrional,
« d'où sortent beaucoup de ruisseaux et les val-
« lons où ils vont se rendre, présentent les habi-
« tations les plus malsaines : c'est dans ces
« dernières localités où l'on trouve le plus de
« phthisies, d'ophthalmies scrofuleuses et de ma-

« ladies chroniques au rapport de M. le docteur
« Bonneau, médecin à Mantes. Dans ce village,
« comme à Ozy, près d'Anet, la phthisie y est dans
« la proportion d'un huitième sur le nombre
« total des décès. »

RÉSULTATS COMPARÉS DE L'OBSERVATION ET DE
L'EXPÉRIMENTATION. — THÉORIE.

« Les faits qui précèdent démontrent donc
« d'une manière positive que la phthisie tubercu-
« leuse et les scrofules ont leur maximum de
« fréquence dans les lieux où l'air conserve habi-
« tuellement son maximum d'humidité.

« Les expériences de M. Edwards, dans son
« excellent *Traité de l'influence des agents physi-*
« *ques sur la vie*, prouve, d'une autre part, que
« cette condition de l'air atmosphérique réduit la
« transpiration à son minimum.

« Cet observateur distingué a également établi,
« en suivant la même méthode, que l'air agité
« conservant beaucoup d'humidité, excite aussi
« vivement la transpiration que l'air sec.

« Or, il est inutile de démontrer que l'humidité
« et le repos caractérisent l'état atmosphérique
« des vallées profondes et boisées, où se déve-
« loppent très-fréquemment la pneumonie tuber-
« culeuse, les scrofules et les autres maladies
« chroniques.

« Enfin, cet observateur a encore reconnu,
« qu'un air saturé d'humidité, dont la température
« est égale à celle de l'organisme, est impropre à
« exciter la transpiration cutanée et pulmonaire
« résultant, non de la transsudation, mais de la
« sécrétion et de l'évaporation.

« Eh bien, nous avons constaté, au moyen d'ob-
« servations nombreuses, qu'un air saturé d'hu-
« midité et d'émanations animales déterminait
« l'affection tuberculeuse chez l'homme et les ani-
« maux, lors même que la température est très-
« élevée.

« Dans ce cas, le fluide atmosphérique ainsi
« altéré devient impropre à exciter l'action sécré-
« toire s'exerçant soit dans les voies pulmonaires,
« soit à la surface cutanée.

« Ces effets semblent être en opposition avec les
« idées que l'on s'est formées de la chaleur ; *mais,*
« *pour expliquer ces effets, il suffit de savoir que le*
« *calorique excite spécialement la transsudation et*
« *tend à provoquer la sueur, tandis que l'air atmos-*
« *phérique excite vivement la transpiration insen-*
« *sible et favorise l'évaporation.*

« Les organes sécréteurs décrits par MM. Bres-
« chet et Roussel de Vauzème, ont donc leurs exci-
« tants spéciaux que l'analyse doit distinguer ; il
« importe d'ajouter que la peau éprouve des per-
« tes bien plus considérables par l'action de l'air
« sec que par celle de la chaleur.

« La voracité des habitants du Nord, la sobriété

« des habitants du Midi, montrent la différence de
« l'action physiologique des deux agents. La rareté
« des tubercules chez les premiers confirme donc
« la doctrine que nous venons d'établir sur une
« large base.

« Si l'on considère enfin l'influence favorable
« du mouvement comme cause préservatrice des
« tubercules, on reconnaîtra évidemment qu'ils
« sont le résultat de l'action des causes concentri-
« ques sur l'organisme, ou de la diminution lente
« et graduée de l'action dépuratoire de la peau.

« Dans le courant de l'hiver dernier, j'ai entre-
« pris une série d'expériences afin de vérifier les
« faits que l'observation m'avait fournis ; j'ai en-
« duit la peau d'un certain nombre d'animaux de
« diverses espèces de substances glutinatives ou
« plastiques, afin de supprimer mécaniquement la
« transpiration ; déjà, j'ai obtenu des résultats
« importants. Lorsque les enduits énoncés recou-
« vraient toute la peau des animaux convenable-
« ment préparée, il en résultait un engorgement
« des gros vaisseaux, des lésions locales ayant les
« caractères anatomiques de l'inflammation aiguë,
« et la mort. Quand ces enduits supprimaient par-
« tiellement la transpiration ou ne s'étendaient pas
« sur toute la peau, l'émaciation, des altérations
« chroniques et même des tubercules étaient les
« suites de ces applications. La chaleur atmosphé-
« rique, en maintenant ces enduits à l'état liquide,
« m'a empêché d'obtenir, en été, les mêmes résul-

« tats. Je reprendrai bientôt ces travaux d'expéri-
« mentation, malgré les difficultés de ma position.

« Cet accord parfait entre les résultats de ces
« deux méthodes d'investigations montre la voie
« qu'il faut suivre dans la recherche de nouveaux
« faits, et la confiance que l'on doit accorder aux
« observations qui sont exposées dans ce travail.

« Il est donc facile de montrer les relations pa-
« thologiques de la peau, des surfaces internes et
« des viscères.

« On voit qu'il existe entre la première tunique
« et ces derniers organes des rapports nécessaires
« d'activité et de matérialité.

« *Lorsque les causes concentriques diminuent les*
« *fonctions sécrétoires de la peau, l'action nerveuse*
« *augmente d'intensité dans les organes intérieurs;*
« *les éléments matériels que cette tunique ne peut*
« *éliminer, restant nécessairement dans le torrent*
« *de la circulation, sont portés vers d'autres émonc-*
« *toires, ou s'arrêtent dans d'autres tissus, s'agré-*
« *gent, et forment les produits morbides qui ont*
« *reçu le nom de calculs et de tubercules.*

« Les rapports fonctionnels de la peau et des
« poumons expliquent la fréquence de ces pro-
« duits inorganiques vers les viscères. Cette théo-
« rie est simple, naturelle, déduite des faits offerts
« par l'observation et étayée des preuves de l'ex-
« périmentation ; elle montre l'enchaînement des
« causes et des effets, et la voie qu'il faut suivre
« pour la compléter.

« Afin d'arriver à ce but, la chimie pathologique
« doit remplir de nombreuses lacunes ; il est in-
« dispensable d'analyser les tubercules de l'homme
« dans les différents tissus où ils se développent,
« de faire connaître la composition chimique du
« sang, du lait, des sueurs, de la bile, de l'urine
« des personnes phthisiques et scrofuleuses. Tant
« de lacunes existent encore dans la chimie pa-
« thologique, et on reproche à cette science la
« stérilité de ses applications à la médecine ! Les
« hyperphysiciens modernes, qui préfèrent les
« fictions de l'ontologie aux théories positives,
« pensent que de semblables recherches sont inu-
« tiles ; l'avenir montrera combien cette erreur a
« été funeste aux progrès de la science. »

APPLICATION DES FAITS QUI PRÉCÈDENT A L'HYGIÈNE.

« Si le traitement des affections dont nous
« venons d'établir les causes doit être encore long-
« temps abandonné à l'empirisme, il n'en peut
« être ainsi des moyens que l'hygiène emploie
« pour en prévenir le développement.

« On peut donc se convaincre que les grandes
« villes, les vallées profondes, le défaut d'insola-
« tion, les professions sédentaires contribuent
« puissamment au développement des affections
« tuberculeuses et scrofuleuses. On voit donc la
« nécessité de placer les personnes disposées à ces
« affections, dans des conditions opposées.

« On leur conseillera de fuir les habitations,
« autant que leur santé pourra le permettre ; d'a-
« bandonner les vallées profondes et boisées, les
« rez-de-chaussées sombres et humides, de vivre
« sur les plateaux secs et élevés, sur le versant
« oriental, méridional ou septentrional des mon-
« tagnes, suivant les climats et les saisons ; de se
« livrer enfin, à la locomotion, aux jeux et aux
« travaux qui exercent les puissances musculaires.
« Les lieux trop ombragés ne conviennent pas aux
« personnes lymphatiques ; les plantations élevées
« et touffues s'opposent à l'action des rayons so-
« laires, elles diminuent l'évaporation, l'intensité
« des courants atmosphériques et augmentent
« ainsi l'humidité des lieux ambiants.

« Mais ce n'est point lorsque les tubercules sont
« formés, lorsque la désorganisation des poumons
« commence ou est déjà avancée, qu'il faut con-
« seiller aux malades d'aller prendre l'air de la
« campagne. Alors, on doit considérer cette pré-
« caution comme inutile, si elle n'est pas nuisible.
« On peut faire la même remarque relativement
« aux voyages dans les contrées méridionales,
« entrepris par les personnes dont l'affection tu-
« berculeuse a déjà fait de grands progrès ; n'avons-
« nous pas constaté l'inefficacité de la chaleur
« naturelle et artificielle comme cause préserva-
« trice de cette affection ? N'avons-nous pas dé-
« montré, sous ce rapport, toute la puissance de
« l'air libre et pur et de l'exercice ? Il est alors

« inutile de fonder des hôpitaux dans l'Algérie, afin
« de chercher à guérir la phthisie ; nous pouvons
« trouver dans nos climats, des moyens plus cer-
« tains d'en prévenir le développement. Cependant
« les personnes faibles, les vieillards qui redoutent
« avec raison la longueur de nos hivers froids et
« humides, pourront se préserver des maladies
« qu'ils déterminent, en voyageant ou en résidant
« dans les contrées méridionales. Lorsque les
« chemins de fer sillonneront l'Europe, des mai-
« sons de santé, établies dans ces contrées, offri-
« ront un utile refuge à cette partie de la popula-
« tion des pays septentrionaux.

« C'est, surtout, dans la seconde enfance et vers
« l'époque de la puberté que l'on doit prévenir
« l'incubation lente et graduée des maladies tuber-
« culeuses : malheur aux enfants débiles et lym-
« phatiques dont on cultive l'intelligence précoce
« aux dépens des forces physiques !

« Les études opiniâtres, le défaut d'exercice à
« l'air libre, altèrent leur constitution et les dis-
« posent aux affections les plus graves. »

« Les promenades fréquentes, les courses, la
« gymnastique, l'escrime, la danse, sont donc in-
« dispensables, dans le jeune âge, pour maintenir
« l'équilibre d'une importante fonction. On voit
« donc pourquoi le mouvement a un attrait irré-
« sistible pour l'homme, et pour quelles causes
« la liberté est un besoin impérieux pour les êtres
« animés. La jeune fille est aussi dirigée dans ses

« plaisirs, par cet attrait conservateur, et elle
« devient souvent la victime de l'état sédentaire
« qui lui est imposé par nos habitudes sociales.

RÉSUMÉ ET CONCLUSIONS.

« Le rapprochement des faits et les résultats de
« la statistique montrent donc l'origine des affec-
« tions goutteuses, calculeuses, scrofuleuses et
« tuberculeuses.

« *Il est évident qu'elles dépendent, primitivement,*
« *de la diminution lente de la transpiration cutanée;*
« *du refoulement, dans le torrent circulatoire, des*
« *éléments matériels qui n'ont pu être éliminés par*
« *le vaste émonctoire de la peau.*

« Tout annonce que dans ces affections, des lé-
« sions locales, comme les produits morbides
« qu'elles présentent, dépendent de l'altération
« des liquides. Ce fait initial sur lequel repose cette
« doctrine, a été entrevu par Asclépiade, par Ga-
« lien et par quelques modernes. Sanctorius a fait
« dépendre la santé de l'équilibre de la transpira-
« tion cutanée et les maladies de sa diminution ou
« de sa suppression. Mais Dodard a cherché à in-
« firmer ces résultats; et ces opinions, n'ayant
« point été rigoureusement démontrées, n'ont pu
« surnager au milieu d'un océan d'erreurs. Ceux
« qui savent comment se font les découvertes,
« verront bien que nous n'avons cherché ces vé-

« rités, dans l'histoire de la science, qu'après les
« avoir retrouvées dans l'étude de la nature.

« On peut déduire des faits qui précèdent, les
« conséquences suivantes :

« 1° Une partie des maladies chroniques et, notam-
« ment, les affections goutteuses, calculeuses, les scro-
« fules et la phthisie tuberculeuse, résultent de la
« diminution ou de la suppression de la transpiration
« cutanée.

« 2° Les lésions locales, comme les agrégats organi-
« ques qu'elles présentent, dépendent de l'altération des
« liquides.

« 3° L'excitation des tissus déterminée par l'action
« directe des substances excitantes, ne peut produire
« ces agrégats. Ils se forment par l'action des causes
« concentriques sur la peau, et la diminution de ses
« fonctions sécrétoires.

« 4° La saturation de l'air par l'humidité est la prin-
« cipale cause de la phthisie tuberculeuse quelle que
« soit l'élévation de la température.

« 5° Les principes exclusifs du solidisme et de la
« doctrine ontologique de l'irritation, doivent être réfor-
« més.

« 6° L'hygiène, guidée par de nouveaux faits, peut
« offrir des conseils salutaires aux personnes disposées
« aux affections dont l'étiologie est l'objet de ce travail.

« FOURCAULT,

« *Docteur-Médecin.* »

Nous n'avons rien à ajouter à ce remarquable
Mémoire. Nous sommes heureux de nous être

rencontré, dans la voie de la vérité, avec un homme qui, par sa science, ses observations, son expérience, a ouvert un champ nouveau à l'étude et à la guérison des maladies si graves qu'il a spécifiées dans son travail.

Nous sommes heureux, disons-nous, de nous rencontrer avec lui, sur le même terrain, parce que ses principes et ses déductions sont les mêmes que les nôtres.

En effet, qu'avons-nous enseigné au commencement de cette brochure ?

Que nous étions malades par excès, par défaut ou par inégalité des éléments ; qu'il fallait aussi considérer les grands changements de l'air, parce que les mutations insignes qui arrivent dans le temps engendrent surtout les maladies.

C'était là l'opinion d'Hippocrate et de Heurnius. M. Fourcault nous a dit que c'était, aussi, celle d'Asclépiade, de Galien et de Sanctorius.

Spécialisant ces opinions, nous avons dit : Nous sommes malades par excès, par défaut ou par inégalité de dégagement de chaleur du corps, et nous avons prouvé que ces excès, défaut ou inégalité étaient dus à une disproportion, à une oscillation inégale en excès ou en défaut des éléments inspirés et expirés, l'oxygène et le calorique.

Comme dans la goutte et le rhumatisme, nous arrivons à détruire leur principe radical au moyen du rétablissement de la transpiration et conséquemment des fonctions dépuratoires de la peau; nous arrivons aussi, par le même moyen, à guérir radicalement les scrofules à quelque degré qu'elles soient, même quand elles auraient déterminé la carie des os. Nous ajoutons que dans la plupart des cas, surtout dans ceux graves, nous devons, dans cette maladie, joindre aux agents diaphorétiques un traitement interne appliqué aux lésions locales, comme aux produits morbides qu'elles présentent et dépendant de l'altération des liquides.

Nous pourrions, en nous appuyant et sur nos principes et sur le mémoire que nous venons de citer, dire que notre médication sera employée avec succès contre les phthisies au premier degré; mais nous devons avouer, dans notre conscience et loyauté, que nous ne l'avons encore appliquée que dans un seul cas de pneumonie tuberculeuse, et que les effets obtenus ont confirmé la théorie que nous venons d'émettre.

En résumé, si nous soumettons au jugement public la méthode curative que nous avons développée dans cette brochure, c'est que les succès obtenus par elle jusqu'à ce jour, nous permettent de dire avec foi et confiance :

Que dans la goutte aiguë et périodique, les douleurs, si violentes qu'elles soient disparaissent, au bout d'une heure, sous l'influence de notre médication, et que si le malade veut écouter nos conseils et suivre notre traitement préventif, il n'aura plus jamais un accès ;

Que dans la goutte chronique, celle qui affecte généralement tous les membres et rend souvent impotent, toujours nous apaiserons les souffrances et souvent nous rendrons l'usage des membres ;

Que le rhumatisme articulaire et aigu, pris au début, est, par nous, guéri en deux ou trois jours, et, dans son paroxysme, en sept ou huit jours ;

Que la scrofule, cette affreuse maladie, voit, sous l'action bienfaisante de notre traitement, son principe et ses effets si terribles s'évanouir pour ne plus reparaître.

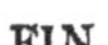

FIN.

TABLE DES MATIÈRES.

Imp. de L. TINTERLIN, rue Neuve-des-Bons-Enfants, 3.

www.ingramcontent.com/pod-product-compliance
Lightning Source LLC
Chambersburg PA
CBHW071221130726
47998CB00002B/802